JN006927

長引く腰痛を改善に導く神ワザ治療院15選

神ワザシリーズ

文芸社治療院特別取材班

文芸社

※治療院の掲載順は院長名の50音順です。
※本書の情報は２０２４年３月時点のものです。

はじめに

現代人の身体の悩みと言えば、必ず名前が上がるものの一つが腰痛である。

厚生労働省が行っている「国民生活基礎調査」（２０２２年）によれば、男女ともに自覚症状の第1位が腰痛で、人口の約９パーセントが腰痛を抱えている。それだけでなく、肩こりのある人の約70パーセント、ストレスのある人の約40パーセントが腰痛を持っているという調査結果もあり、潜在的には日本人の５人に１人が腰痛持ちという状態だ。

そもそも、地上のほとんどの哺乳類が四足歩行をしており、二足歩行をしているのは人間くらいだ。腰痛は二足歩行ならではの弊害のようなもので、今から約３５０万年〜３８０万年前に四足歩行をやめて立ち上がり、二本足で歩くようになった時から〝人類と腰痛〟の歴史は始まったという説を唱える人もいる。

立つ、座る、歩く……など、腰は人間が活動する上で非常に重要な部位である。何をするにも使わざるを得ない部位で、腰に不調を抱えていると満足に動けないだけでなく、心理的にも大きなストレスになる。さらに、現代になると多種多様な生活習慣やさまざまな労働が増え、無理な姿勢で立ちっぱなし、あるいは座りっぱなしの仕事を長年にわたって続けた結果、身体が悲鳴を上げ、身体の要ともいえる腰に負担がかかる割合もまた大きく増えている。

このように現代人が抱える非常に大きな悩みでありながら、病院に行って診察を受けても、重篤な椎間板ヘルニアなどの場合を除いて、レントゲンを見た医師に「どこにも異常はないですね。痛み止めでも出しておきますか」と言われて終わりということが多いという。

また、近所の治療院で施術されても、その時だけ痛みは消えるものの、少しすると再発し、藁にもすがる思いで別の治療院を探すというケースも非常に多い。いわゆる〝整体難民〟の誕生である。その結果、何年、何十年も腰痛を抱え、暗い気持ちで毎日を過ごしている人はたくさんいる。慢性腰痛は西洋医学においても東洋医学においても厄介な疼痛なのだ。

しかし、だからといって諦めるのはまだ早い。闇雲に治療院を巡っても、星の数ほどある中から、卓越した技術を持った治療家に出会える確率はそう高くない。インターネットで探しても、口コミだって操作できる時代なので出てきた情報を信じてしまうのは危険というもの。

そんな時にこそ、本書で紹介している治療院をぜひ訪ねていただきたい。

信頼に足る知識と経験、技術を兼ね備えた治療家ばかりなので、長らく苦しんできた腰痛と、きっぱりさよならできるはずである。

文芸社治療院特別取材班

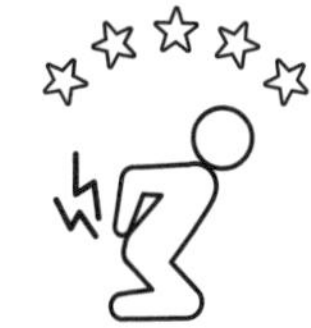

長引く腰痛を改善に導く神ワザ治療院15選

神ワザシリーズ

contents

はじめに　3

青木浩平院長
青木鍼灸接骨院（愛知県岡崎市）……11
鍼、指圧と物理療法機器によるハイブリッド治療
腰痛に悩む高齢者への訪問鍼灸も人気急上昇中！

安鍾得院長
あん整骨院（埼玉県さいたま市）……23
韓国に生まれ、海峡を越えて治療家の道に
骨盤調整に基づく根本治療で腰痛を解消！

石井真悟院長
湘南ウィズ接骨院（神奈川県藤沢市）……35
なぜその施術をするのかを患者さんに丁寧に説明
痛みの取れた瞬間の「アハ体験」で自覚を促す

宇土善之創業者
てあつい整体院（広島県広島市ほか）…… 47
脳のストレスを軽減させれば痛みは改善できる
3カ月分の綿密な治療計画を立てて治していく！

小川剛院長
小川カイロ&ヘルスケアジム（大阪府堺市）…… 59
股関節を整えて骨を支える筋肉を調整する
オリジナルの〝3軸5点療法〟で再発予防

片山直幸総院長
湘南にのみや美海整体院（神奈川県中郡二宮町）…… 71
関節包をピンポイントで矯正する独自の技術
「患者さんファースト」を掲げる腰痛治療の匠

川手健一院長
トロイカ整骨院（大阪府和泉市）……83
トムソンベッドとアクチベーターで骨盤を矯正
脳を真っ直ぐにすれば姿勢が整い痛みは消える

西村徳啓院長
西村バランス治療院（東京都江東区）……95
ストレスのないソフトな施術で全身バランスを調整
腰への負担を軽減し、痛みが再発しない身体を作る

藤井大介院長
府中北口ふじい整骨院＆整体院リライト（東京都府中市）……107
足首、肩関節からのゆがみやバランスを調整
重症者には『ＡＫＳ療法®』の施術で治療

松林真院長
BAMBS真術整骨院　真龍鍼灸院（千葉県松戸市）……119
慢性腰痛と脳との深い関係から生まれた
『松林式頭顔反射療法』で慢性腰痛を治療

松原秀樹院長
桜ケ丘整体院（東京都多摩市）……131
胸鎖乳突筋を緩め、腸内ガスを抜く
独自の施術「VR法」で慢性腰痛を改善

丸山勝己院長
まる整体院（福岡県久留米市）……143
腰痛の原因を探して筋膜リリースで解消！
目指すは地域の方々の〝笑顔と感動の創造〟

宮本啓稔院長
新宿西口鍼灸整体院（東京都新宿区）…… 155
人体の「膜」に着目した施術で抜群の治療効果
独自開発の器具により「無痛の鍼治療」も実現

森本享院長
ル・フェール整骨院（愛知県名古屋市）…… 167
身体均整法に基づくオリジナルの叩打法で
内臓の働きを改善して腰痛を体内から治す

湯山裕太院長
整体院ワイアスリートケア（神奈川県横浜市）…… 179
年齢性別問わず、施術後は歩いて帰れるように！
プロのアスリートも密かに通う隠れ家的整体院

―― 長引く腰痛を改善に導く神ワザ治療院15選 ――

青木浩平院長
青木鍼灸接骨院
（愛知県岡崎市）

鍼、指圧と物理療法機器によるハイブリッド治療
腰痛に悩む高齢者への訪問鍼灸も人気急上昇中！

東洋医学、西洋医学で満足せず物理療法を取り入れる

愛知県岡崎市と言えば、戦国時代を制して徳川幕府を開き、その後２６０余年にわたる江戸時代の礎を築いた徳川家康生誕の地である。そんな家康ゆかりの地にあるＪＲ岡崎駅からバスに乗って15分ほど、竜東メーンロードのロードサイドに『青木鍼灸接骨院』はある。

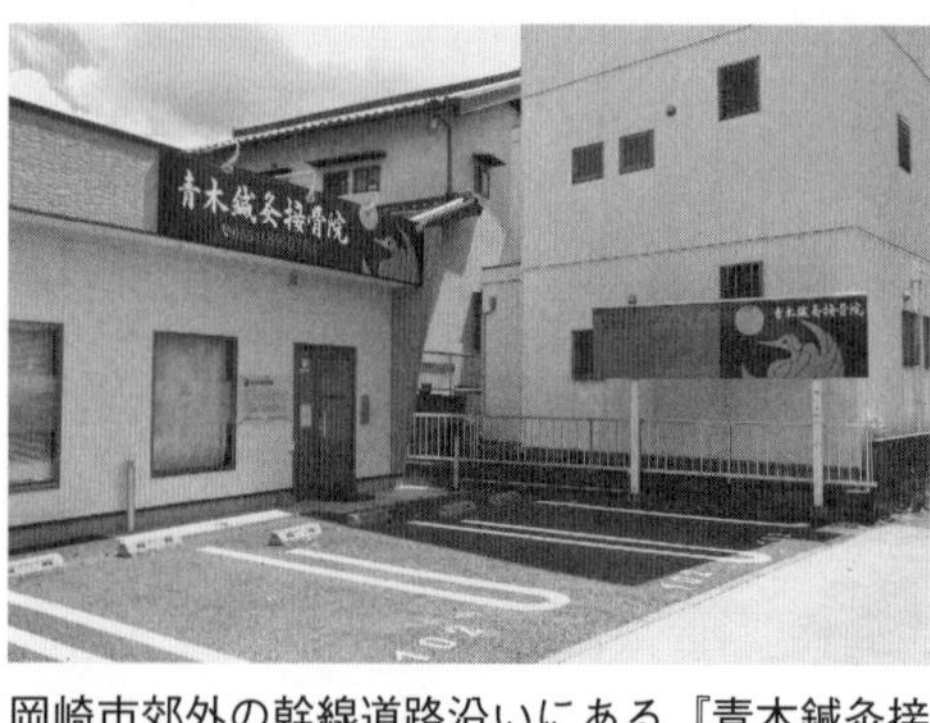

岡崎市郊外の幹線道路沿いにある『青木鍼灸接骨院』

古風な書体で院名が書かれているので、好々爺然としたベテランの先生かと思いきや、現れたのはショートヘアで精悍な顔つきの青木浩平（あおきこうへい）院長だった。

待合室には、大リーグ史上初の二度目の満票でＭＶＰを獲得し、エンゼルスからドジャースに移籍したメジャーリーガー、大谷翔平選手のユニフォーム・バットが目立つところに鎮座しているが、それに加えて院長の風貌から想像するに野球少年だったに違いない。

当然、メインは鍼灸なのだが、実は青木院長の治療の特徴はそれだけに留まらない。

「接骨自体は西洋医学の仕組みで筋肉と骨の動きを見てい

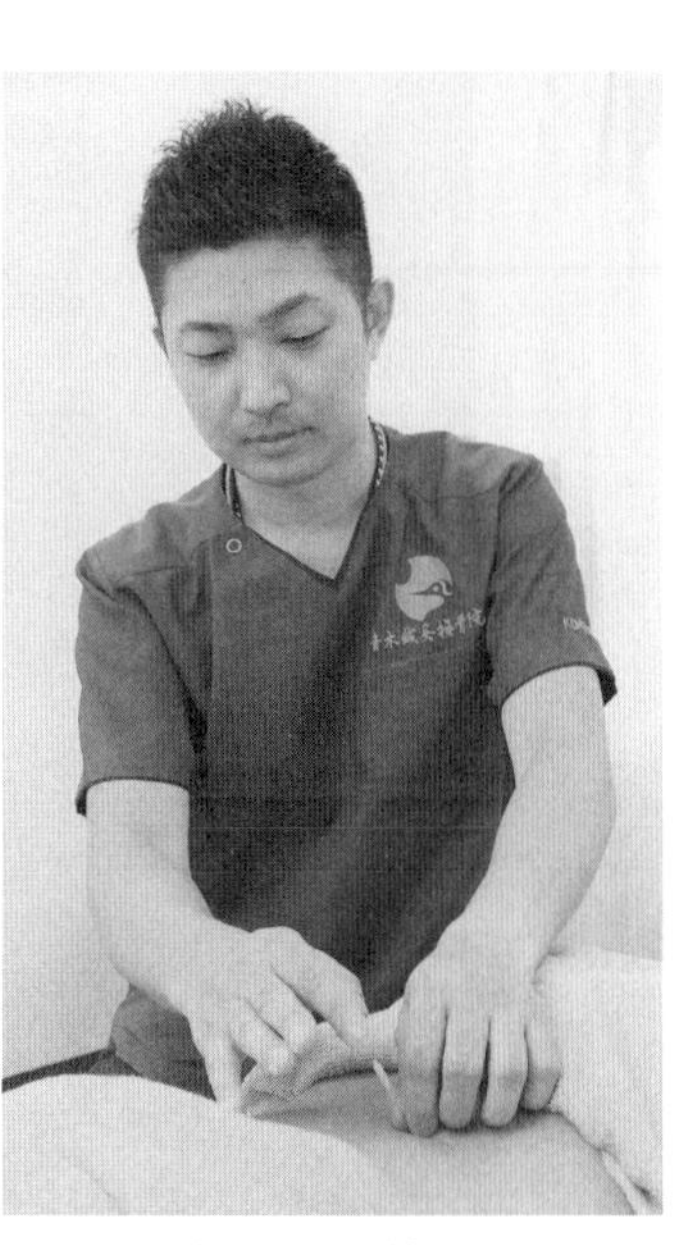

物理療法機器を駆使しながらも「やっぱり鍼が好き」と語る青木浩平院長

きますし、鍼灸は伝統的な東洋医学の一形態です。この二つの治療法以外に、物理療法（以下物療）と言ってさまざまな機械を使っています。もともと好奇心が強くて新しい物が好きという性格もあるんですけれど、やっぱり機械って、調べれば調べるほど手技では取れない痛みが取れるんです。物療機器は全部で30種類以上ありますが、おそらく日本で一番物療機器が多い治療院だと思いますよ（笑）」

もともとは福岡での修業時代にお世話になった治療院で東洋医学の物療機器に触れたのが最初だったという。柔道整復師なら指圧や接骨、鍼灸師なら鍼と、いくら高度な技術をマスターしても、それだけでは治せない患者さんが現れた時に物療機器は大きな援軍となる。野球で言うところの〝助っ人〟のような存在かもしれない。

「この症状、指圧で良くなればいいよねっていう希望的観測はあまり好きじゃないんです。確実に患者さんの痛みが取れる物療機器があるなら、それを使った方がいいじゃないですか。

ピッチャーだって球種がストレートとカーブだけより、いろいろな変化球があり、一つ一つが三振の取れる決め球が多くあった方が、三振数、勝ち星はあげられるでしょう」と青木院長は笑う。

当然、治療の選択肢は多い方が患者さんの痛みを取れる可能性は大きく広がる。物療機器があるだけでも心強いが、それらを組み合わせれば治療の可能性は無限大に広がるというもの。独立開業後、日本で物療機器を製造しているメーカーのセミナーに足繁く通い、高性能の最新物療機器を揃え始めたところ、すっかり〝沼〟にはまってしまったらしい。

特徴は東洋医学＋西洋医学＋物理療法のハイブリッド治療

大谷選手のバットや言葉の端々からも分かるように、やはり青木院長は元野球少年だった。生まれは豊田市で、小学校4年生から野球を始めてピッチャーやキャッチャー、内野手を務め、打順も3番か4番が多かったというから中心選手だ。ただ、肩や膝、腰など怪我が多く満足いくプレーができなくなる。いろいろな治療院や病院の整形外科に通っても、野球を続ける上での頼るべき改善方法が得られることはなかった。そして、高校2年生頃になって将来のことを考えた時、今度は自分が治してあげる側になりたいと考え始める。そこで両親を説得して、当時、国家試験の合格率が一番高かった福岡柔道整復専門学校（現・福岡医療専門学校）に進み、昼間は勉強漬けで夕方からは治療院で研修生活を送るというハードな日々を経験する。3年通って柔道整復師の国家資格を取り、そこからまたさらに3年学んで、今度は鍼師・灸師の国家資格を取得した。この三つの資格があればまさに鬼に金棒である。

卒業後は、兵庫県の芦屋にある有名プロ野球選手の元トレーナーだった院長が経営する治療院で、おしかけ同然で働き始める。なぜおしかけなのか？　専門学校時代に入っていた野球チームの先輩、田中総司さん（1999年ダイエーホークスのドラフト1位。現在兵庫県伊丹市ＴＡＮＡＫＡ　Ｔ&Ｃ代表、中学硬式野球チーム・伊丹中央ボーイズ代表）がそこで働いていたので、自分も働きたいと訴えると、先輩から「ええんちゃう」という言葉が返ってきた。その言葉を頼りに神戸にアパートを借り、治療院に挨拶に行くと、院長の返事は想定外の「人手は足りてるから、いらへん」だった。

愕然としながらも、アパートまで借りてもはや引き返せない青木院長は、無給でいいから働かせて欲しいと頼み込んだ。熱意が功を奏したのか、無給だったからか理由は不明だが、何とか働くことを許される。下働きから始めて、給料が出たのは4カ月後だった。そこから1年間の給料は10万円だった。2012年の話だ。それでも人生で一番充実し、経験値を上げ、一生忘れない年になった。

以来、約5年半の修業時代を経て、かつて野球をやっていた高校がある岡崎市の現在地に開業したのが2017年5月のことであった。

「福岡時代に修業していた治療院は東洋医学中心で、芦屋の先生はザ・西洋医学でしたので両方を間近に学ぶことができました。東洋医学と西洋医学は考え方が違うだけで、意外と合う部分があるんですよ。東洋医学のツボにしても西洋医学的に調べてみると同じ場所に問題があって、アプローチの仕方も一緒だったりします。ですから、東洋医学と西洋医学のいいとこ取りで、そこに物理療法を加えたのが僕のやり方のベースにあります」

鍼灸師と柔道整復師の資格があれば十分かと思いきや、そこにさまざまな物療機器を加えた、いわばハイブリッド治療で周辺に住む方々の身体の痛みを取ってきた。

そのため、慢性腰痛に限らず、青木院長は手技、鍼灸、物療機器を組み合わせた患者さん一人ひとりの痛みに沿ったプランを立てる。こんな症状に対しては指圧を、こんな症状に対しては鍼を、こんな症状に対しては物療機器を、さらにはその三者の組み合わせという選択肢が無数にあるのが『青木鍼灸接骨院』の強みでもあり、神ワザでもある。

ただし、物療機器と鍼治療は保険適用外なので多少割高になる。そのあたりは患者さんと相談しながら最適の治療方針を決めていく。

そこで慢性腰痛の治療だが、患者さんが来た場合、まずは問診に20分ほどかける。

肝となるのは腰の関節運動テスト（経路テスト）。どういった動きで痛くなるのか、立った時に痛い、座った時に痛い、反った時に痛い、曲げた時に痛い、横に倒した時に痛い、ひねった時に痛いなど聞いてテストをしてみて、その動きを見て治療すべきポイントを見出していく。

「普通だったらこのくらい曲がるんだけれども、このくらいしか曲がらないですねって言いながら、ここ硬いですね、触ると痛いですよね……みたいな感じでチェックします」

その際、レッドフラッグサインと言って、外科的に重篤な疾患を疑うサインがあると分かった患者さんには、提携先の病院に紹介状を送り、検査を受けてもらう。約18年の治療家人生の中で、すい臓がんが原因で腰の痛みがひどい患者さんが3人いたという。

ただ、例えば脊柱管狭窄症そのものは治すことはできないものの、そのために負担が生じて強張っている周囲の筋肉を鍼治療で緩めることはできる。痛みはかなり改善できるので、これは脊柱管狭窄症の痛みに苦しんでいる方にとっては朗報ではないだろうか。

物理治療機器を追求していくと、鍼治療の偉大さを再確認できる

慢性腰痛も含めて、青木院長の治療の基本は下半身がポイントだと強調する。

「問診でも西洋医学的に聞く部分と東洋医学的にチェックする部分の両方をフォローしていき

ます。慢性腰痛は東洋医学に結構マッチするところがあって、それは下半身の冷えからくる部分が大きいということです。冷え症の方は筋肉が強張って痛みが出やすいので、お腹にプレートをセットしてラジオ波を当てる温熱療法だけでも筋肉がほぐれるので痛みが取れます」

下半身が冷えると脚や股関節の筋肉が強張って血流も悪くなり、結果として腰が痛くなる。順番としては、ふくらはぎが張る、膝の裏が張る、腿が張る、お尻が張る……で、最後に腰に痛みが来る。ふくらはぎ、膝、腿のどこかに必ず強張りがあるので、その強張りを取っていくのだが、その際、青木院長は指圧もするが何と言っても頼りになるのは鍼だという。

「物療機器と鍼治療は、それぞれ独自の利点を持っており、相互に補完し合っています。どちらが優れているというものではなく、どちらも重要な治療法で、患者さんの状態に応じてより最適な方法を選択すると、より良い結果が得られると言えます。ただ、鍼って唯一身体の中に異物を入れる治療法で、異物を入れて傷をつけて治していくっていう考え方です。身体への影響力が違います！」

その言葉通り、患者さんの下半身で強張りがある部分が判明したら、鍼治療となる。

ベッドに横になった患者さんの脚の経穴の適切な場所に鍼を打ち、その鍼にクリップをつけて微弱な電気を流す。鍼は約5センチの小さな鍼で、打つ場所は全部で20カ所程度だそうだが、電気を流すのは1カ所2クリップで2カ所。電流の強さはそれほど強くなく、筋肉が多少ピクピクする程度で時間は15分くらいだそう。ただし、人によって好き嫌いがあるので苦手な患者さんに電気を流すことはしない。ちなみに青木鍼灸接骨院が使う鍼は、安心安全の日本製だ。

「中国製は日本製の約半分の値段ですが、製造工程の公表が無いので、製造工程がしっかりと公表されているセイリンのディスポ鍼（使い捨て）にこだわっています」と青木院長。鍼灸の本場だからと言って、中国製が最適とは言えないらしい。

「結局、慢性腰痛って股関節の硬さからもくるんで、腰が慢性的に強張っているってことは、他にも慢性的に強張ってるところ、負担をかけてるところがあるんです。なので、股関節周りを触診して硬くなってるところを探していく。なぜそこが痛いのかっていう、原因が分かって原因を改善していくと、やはり結果は早く改善します。逆に結果ばかりずっと対処しても、原因にアプローチしていかない限り痛みとさよならすることはできません」

鍼治療が終わったら最後は指圧を10分程度して終了である。

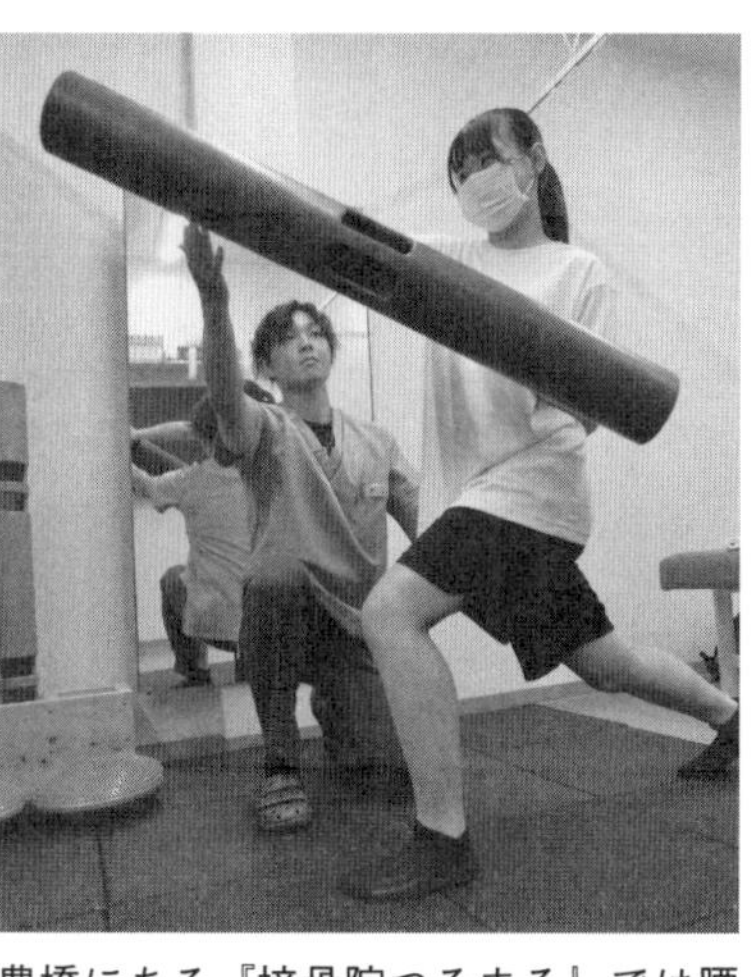

豊橋にある『接骨院つるまる』では腰痛の再発を防ぐトレーニングも受けられる

慢性腰痛の治療期間は長くても1カ月。最

初は週3回程度来てもらい、その後は週2回、週1回といった具合に減らしていく。痛みがある程度減ったら、次の段階としてストレッチを勧めており、青木鍼灸接骨院のグループ院ではスポーツストレッチを実践している。

「腰の痛みがある程度軽減したら、やはり身体を動かさないといけません。腰に負担がこないようにエクササイズして、身体全体を丈夫にしていこうというわけです」

ただ、患者さんの中には痛みが取れれば十分という考え方の方もいる。

「痛みが解消された後の再来院は、患者さんの選択にお任せしています。再来院の必要性を確認し、一度来院しなくてもよい旨をお伝えするか、定期的なメンテナンスをご提案するかは、患者さんとのご相談に基づいて決定しています。通わなければいけないとか、ずっと腰のことを考えなくてはいけないとなると、患者さんはそれをストレスに感じてしまいます。ストレスは絶対に身体に良くないので、私たちはその点を十分に考慮し、患者さんの負担を最小限に抑えた治療プランを提供しています」

腰痛に悩む高齢者への保険診療が使える訪問鍼灸も人気！

最後に、青木院長には愛知県民全員の慢性腰痛を良くしたいという〝野望〟がある。

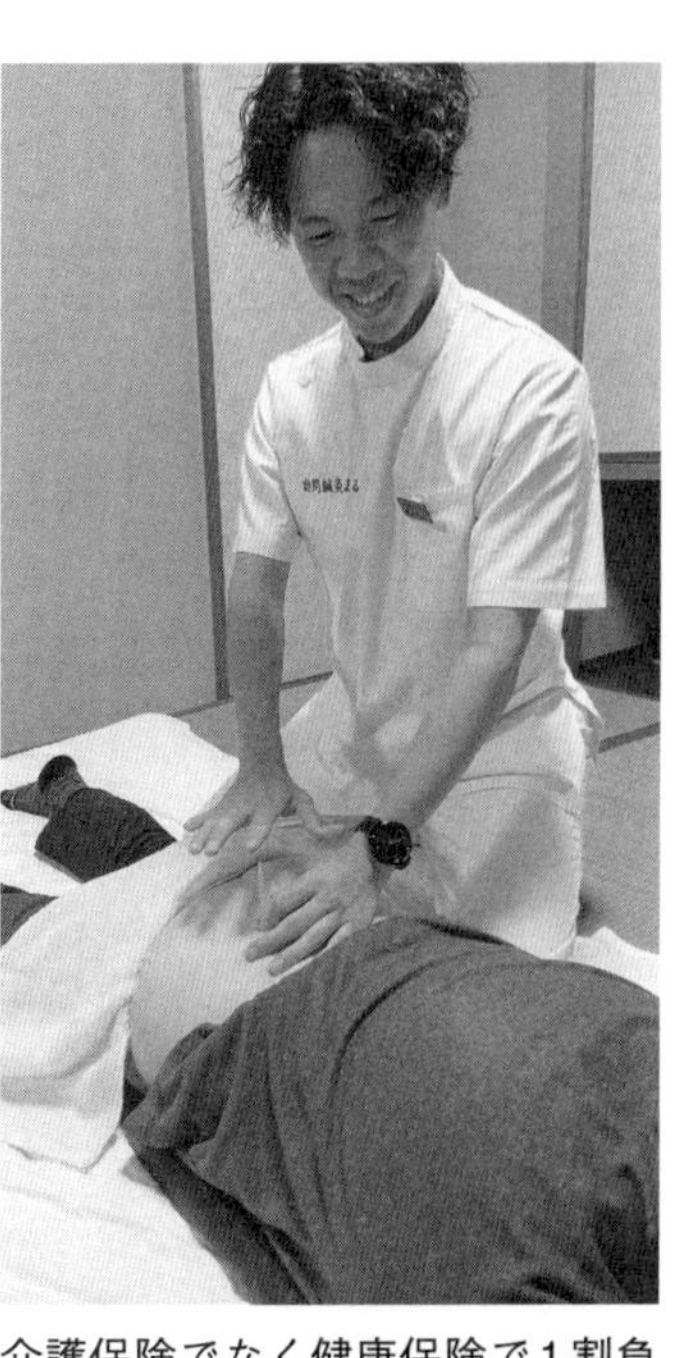

介護保険でなく健康保険で1割負担の人ならで400円から受けられる高齢者への訪問鍼灸も人気（訪問鍼灸はりまる）

その野望を現実のものにするために始めたのが、高齢者向けの訪問鍼灸マッサージである。２０２３年の７月頃から開始したそうだが、これは高齢者向けの保険診療内でできる訪問鍼灸マッサージで、定期契約している患者さんの数が右肩上がりで伸びているという。

そもそも腰痛を抱えているだけで動きにくいし、歩きにくいもの。それが足腰の弱った高齢者となればなおさらである。歩くのも不自由で簡単に外に出られない方やデイサービスの世話になってる方のお宅はもちろん、高齢者が暮らしている介護施設などへも訪問できるというから、これはこれからの高齢化社会にとって非常に有難いシステムではないだろうか。

「鍼治療とマッサージ、電気温灸、それが健康保険内で利用でき、初めての方へは無料相談・無料体験会も実施しています。２回目から１割負担は約４００円で治療が受けられて、スタッフの往復の費用も込みです。２割負担でも７００円程度ですし、障害者医療費受給者証や後期高齢者福祉医療費受給者証をお持ちの方は負担額ゼロです。歩くのが不自由で通院するのが困難な高齢の患者さんに特にお薦めしています。現在、訪問鍼灸の問い合わせが多く、毎月5名限定で無料相談・無料体験会を行っています」

訪問診療は半径16キロ以内という規制があるため、現在の訪問エリアは岡崎市内だが、2024年には拠点を増やして豊橋市、名古屋市にも拡大予定とのこと。将来的には愛知県内を制覇できるようにしたいそうで、ゆくゆくは全国展開も考えているとかいないとか。

今年で治療家になって18年、技術的には達人の域に達したとも思えるが、今は結果が出ているもののまだまだ満足していないという青木院長。どんな痛みの患者さんが来ても、もっと早く治せる、もっとうまく治せる……そういったさらなる向上心を日々の原動力に、一人ひとりの患者さんが痛みと無縁になって幸せをつかめる手助けをしている。

「東洋医学と西洋医学の知識と技術を追求すると、どんどん広がり、果てしない分野になります。しかし、私は現状に満足せず、常に患者さんの痛みを和らげることを最優先に、これからも学び続けたいと思っています。自分が習得した知識・技術をスタッフや他の人々と共有し、より多くの患者さんを救済していきたいと考えています」

青木院長の野望と向上心は、まだまだ発展途上のようだ。

（取材・文／萩原）

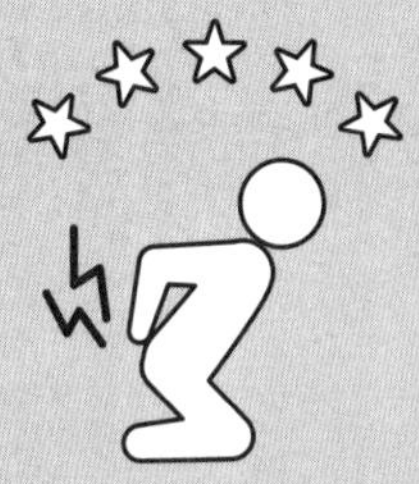

―― 長引く腰痛を改善に導く神ワザ治療院15選 ――

安鍾得院長
あん整骨院
（埼玉県さいたま市）

韓国に生まれ、海峡を越えて治療家の道に
骨盤調整に基づく根本治療で腰痛を解消！

韓国に生まれ、多くの人に助けられて治療家の道に

韓国生まれの韓国育ち。エリートと呼ばれる職業軍人までしていた男性が、海峡を越えて日本に移住したその理由は……不妊で悩む日本人妻と、まだ見ぬ子供への愛情からだった。そして自らは治療家の道を選び、不慣れな日本語に悪戦苦闘しつつ寝る間も惜しんで猛勉強して柔道整復師の国家資格を取得。妻は11年の苦難の末に新しい命を授かり、心優しい人々との幸運な出会いの数々にも助けられて、埼玉・大宮の隣駅・宮原の改札口からわずか1分の地に整骨院を開業する。

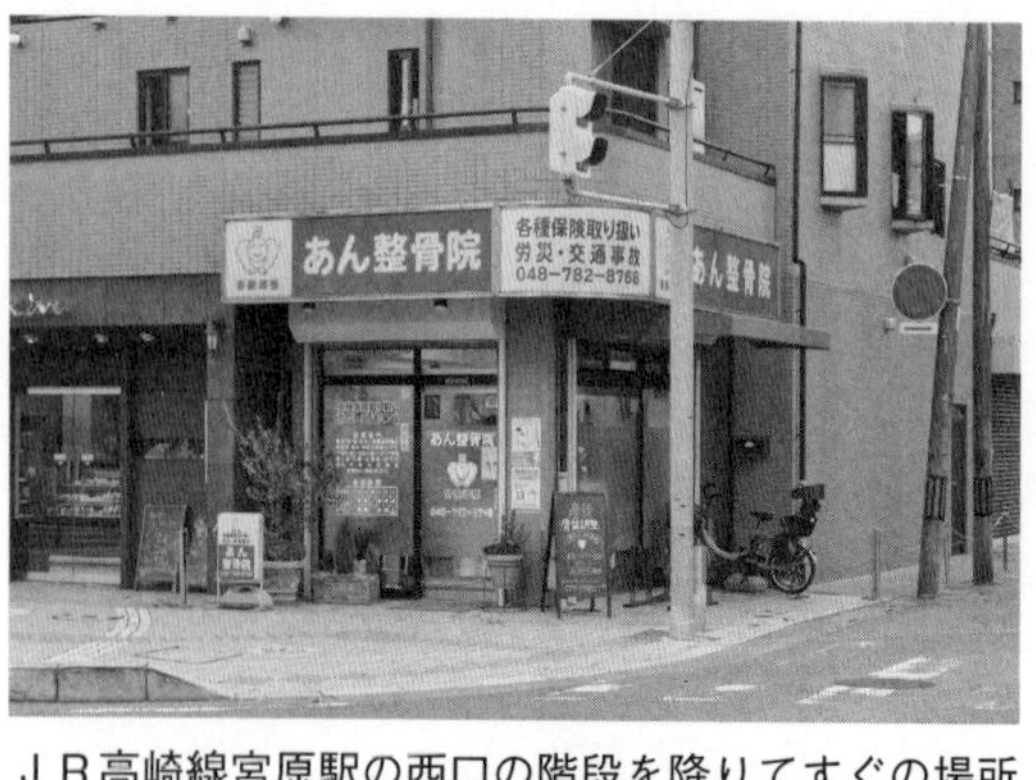

ＪＲ高崎線宮原駅の西口の階段を降りてすぐの場所にある利便性抜群の『あん整骨院』

「日本に来て、本当にたくさんの方々のお世話になりました。皆さんへの恩返しだと思って、日々、患者さんの痛みを取っています」と、ほぼ完璧な日本語で語る安鍾得（あんじょんとく）院長。

——腰痛治療の取材のために訪れた埼玉・宮原の『あん整骨院』で、韓国ドラマも驚きのドラマチック

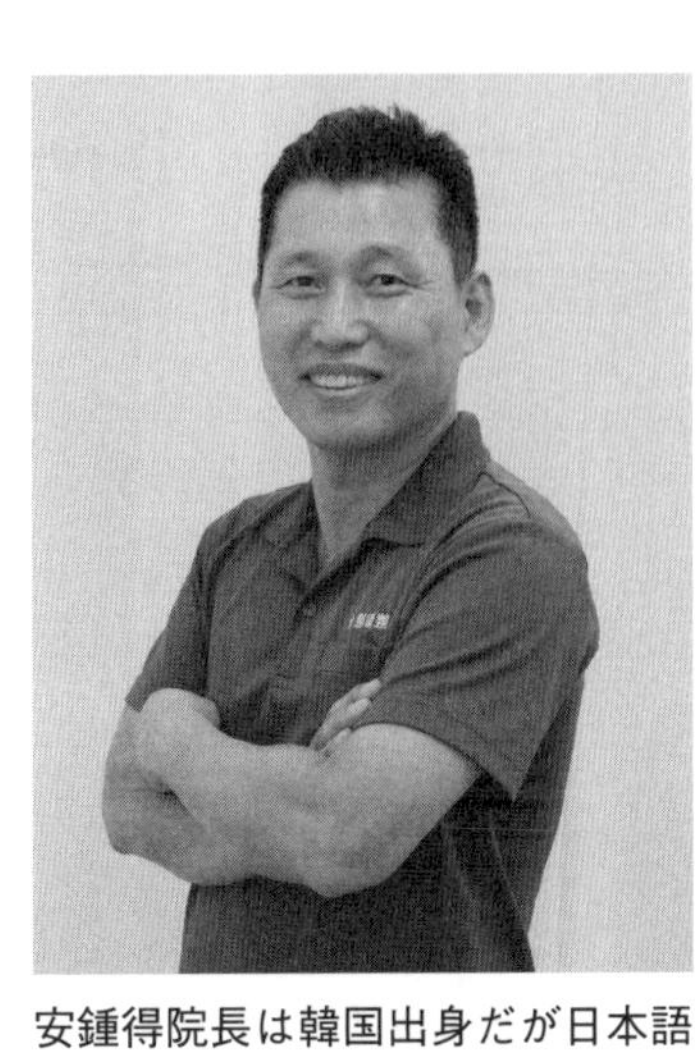

安鍾得院長は韓国出身だが日本語もとても上手。言葉の不安なく治療が受けられる

なファミリーストーリーに感銘を受けてしまった。もちろん、整骨院を営む安院長夫婦の半生はたった数行に納まるはずもないのだが、本書に関係する重要なポイントとしては、安院長が奥様の不妊治療を機に治療家の道を目指した点だろう。

たまたま診察を受けにいった韓国の治療院で奥様は1冊の日本語の本を手にする。その時はもちろん、それが夫婦にとって人生の転換点になるとは思いもしなかった。

手に取った本には、骨盤にある仙腸関節を正常な状態に戻せばさまざまな痛みから解放されて健康になるという骨盤調整（骨盤矯正）のことが書かれていて、その体験談の一つとして不妊も解消できたとあった。当時、子供ができない女性に対する偏見が強い韓国で、心身ともに疲弊していた奥様は、その本に書かれていた幾つかの治療院に電話したところ、埼玉の北本にある福島治療院が骨盤調整による女性の不調改善を手がけていると聞き、3年の期間限定で日本に引っ越すことを決めた。

そこが自然良能会という、日本に骨盤調整を広めた五味雅吉氏が始めた組織に所属する治療院だったことが、結果として夫婦の人生の転換点となった。福島治療院の院長先生から声をかけてもらったおかげで助手として働き始め、いつしか冒頭に書いたような展開となっていた。こうした経緯から、安院長は言葉も分からない自分を根気強く指導して下さり、夫婦をやさしく見守ってくださった福島治療院の先生方や生活が苦しかった頃にお世話になった近隣の方々には一方ならぬ恩義を感じ、日本への恩返しと共に日韓の小さな架け橋になれるよう願って日々の治療に当たっている。

安院長の治療のベースとなっているのは、五味氏が考案した骨盤調整法である。現在でこそ骨盤調整法は広く浸透しているが、何よりそのルーツとも言えるのが自然良能会の骨盤調整法である。

「今ではみんな知っていますが、昔は背骨が歪んでしまう理由を誰も説明できませんでした。そんな時代に、背骨が曲がってしまうのは〝土台〟である骨盤が歪んでいるからだと主張したのが五味先生です。当時は動かないと言われていた骨盤の左右にある仙骨と腸骨を繋ぐ仙腸関節が動くことを証明し、長年の生活習慣でその仙腸関節が歪んでしまった結果、背骨も曲がってしまい腰痛や肩こりなど身体のさまざまな不調が起こると結論づけたのです」

骨盤の仙腸関節が歪んでしまうと身体も歪んでしまう

身体の悩みを抱えてやって来る患者さんの約7割が、慢性腰痛を抱えているという。整形外科の病院で診てもらっても原因が分からない、または椎間板ヘルニアや脊柱間狭窄症と言われた人や、治療院でマッサージしてもらってもいい状態は一瞬だけですぐ元に戻ってしまうという人がほとんどだ。病院の治療にしても、電気治療や温熱治療をして湿布を貼り、薬をもらって終了というケースが多い。

一時的に痛みは取れても再発の不安を抱えた患者さんに、安院長は「痛みがある部位だけでなく痛みの原因からしっかり治しましょう！　そして、痛みが出にくい身体を作りましょう」と声をかける。それが〝予防型根本治療〟である。

たとえどんな痛みでも、それは全て結果であり、痛みには原因がある。例えば、ボールがぶつかった場合や転んでぶつけた時に感じる痛みは何日かすれば消える。しかし、長い時間かけてできた痛みはそうはいかない。まず、どこが悪くなっているかを知ることが大事だ。

その点で重要なのは、患者さんの身体のバランス（左右差）だと安院長。

たいていの患者さんの身体は左右どちらかに傾いている。首から下に背骨があって骨盤がある。要は骨盤が歪んでいるから背骨が傾いているのだ。人間の身体を家に例えれば、背骨は大

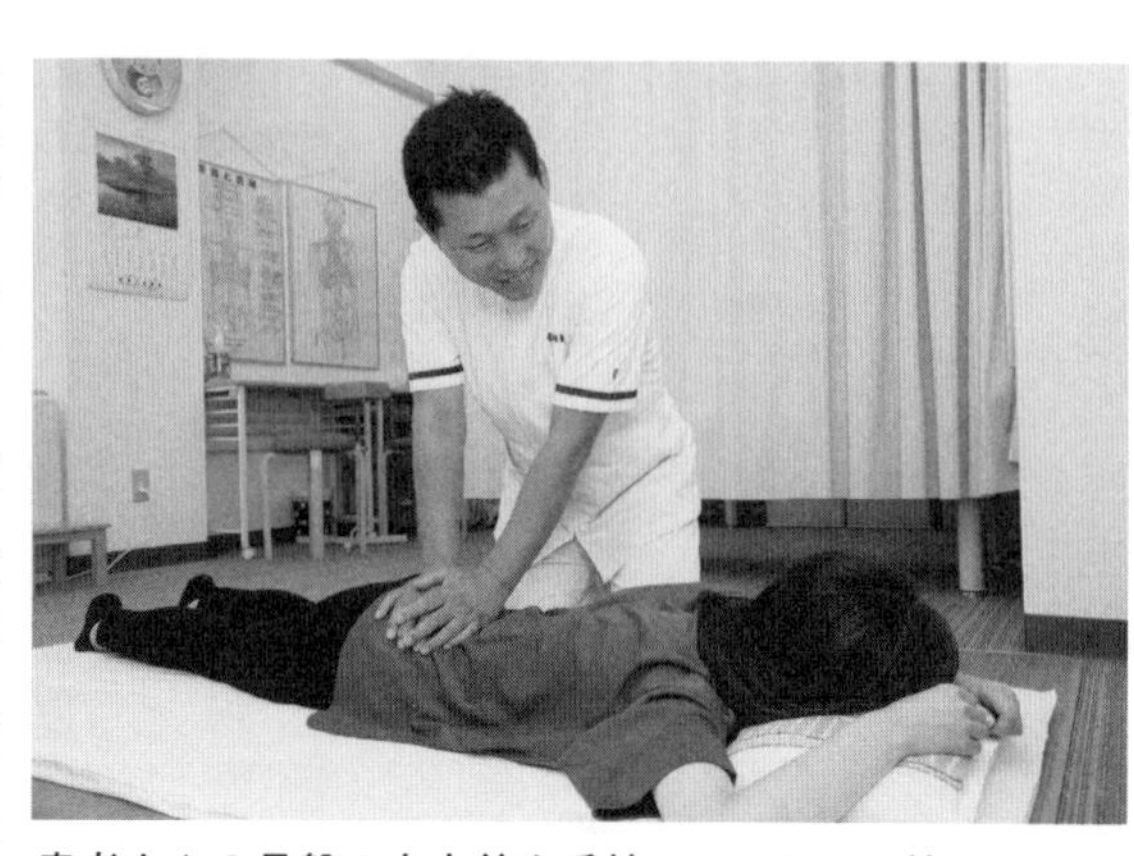

患者さんの骨盤の左右差を手技でていねいに治していく

黒柱で骨盤は土台である。何らかの理由で土台がずれたら大黒柱もずれて、最終的には家が倒れてしまうのは当たり前である。土台である骨盤が歪んでいるからさまざまな痛みが出るわけだが、ではなぜ骨盤が歪むかというと、前述したように仙腸関節が歪んでしまうから身体も歪んでしまうという仕組みだ。

「仙腸関節は人間の身体の〝要〟です。仙腸関節が前後に歪んだり、左右に歪んだりすることで身体が曲がってしまうんですよ。分かりやすく言うと、仙腸関節はハサミの左右のパーツを支える要（ネジ）のようなもので、要がしっかりはまっていないとうまく切れません。ハサミの要は1個ですけれど、人間の場合は左右に2個あるから複雑なんです。横座りや足組み、重い物を持つとか、産後とか、仕事の環境などによって仙腸関節が歪んでしまうことによって自然治癒力も同時に落ちてしまいます。本来は真っ直ぐな骨と筋肉が歪んでしまうことによって余計な負担がかかり、かかったところの神経を圧迫して痛みが出るんです」

骨盤調整に基づいて仙腸関節の歪みを治す根本治療！

それでは骨盤調整とはどのように行われるのだろうか？

さも難しい施術で、門外不出の秘伝の奥義なのかと思えば、これが五味氏の著書でも紹介されているように、左記の8つの調整法だけだという。施術の前後には身体を温めるマッサージも行うが、8つの調整法をひと通りやっても10分～15分程度で終わるという。

なお、患者さんの骨盤の左右差によっては、力を入れる手足が逆のパターンもある。

①骨盤座骨押し上げの調整法

術者はうつ伏せに寝た患者さんの足元に膝立ちし、両手で患者さんの左下肢を持ち上げ、右足底を患者さんの左座骨に当てて、気合をかけながら骨盤を押し上げる。

②仙腸関節上部の調整法

術者はうつ伏せに寝た患者さんの右横に立ち、仙腸関節上に右足の踵と土踏まずの中間部を置き、患者さんの右下肢を除々に引き上げ、無理なく加圧して気合いと共に調整する。

③仙腸関節の調整法

術者はうつ伏せに寝た患者さんの右横に反対方向を向いて立ち、両手で患者さんの右足首を持ち、やや持ち上げぎみにしながら、仙腸関節上に置いた右足の踵を当て、患者さんの腰↓右膝↓右踵の順で体重をゆっくり落としながら軽い気合と共に調整する。

④腰椎の調整法

術者は左横向きに寝た患者さんに対面して膝立ちし、右手は肩甲骨を押さえる。臀部、股関節の位置に置いた左の手の平を術者の右膝方向に圧力を加えて調整する。

⑤胸鎖関節の調整法

術者は仰向けに寝た患者さんの左側に左膝を立てた状態で座り、患者さんは左手を肘を曲げた状態で上げてもらう。術者は右手で患者さんの左手の肘付近を押さえ、左手の手根骨部を患者さんの胸鎖関節の最先端部に当てて、軽い気合をかけながら調整する。

⑥胸椎上部の調整法

患者さんは座った状態で折り曲げた両手を後頭部に当てる。術者は後ろに座り、下から患者さんの両手の隙間に左右の手を通して患者さんの後頭部に当てた両手を押さえるように手根骨部を胸鎖関節の最先端部に当て、軽い気合をかけながら調整する。

⑦胸椎下部の調整法

術者は座位の患者さんの後ろに腰をついて座り、両膝でのけぞった患者さんの脊柱を挟むようにして、両手を患者さんの脇の下から差しこみ肩に当てて押さえ、頭部を患者さんの後頭部

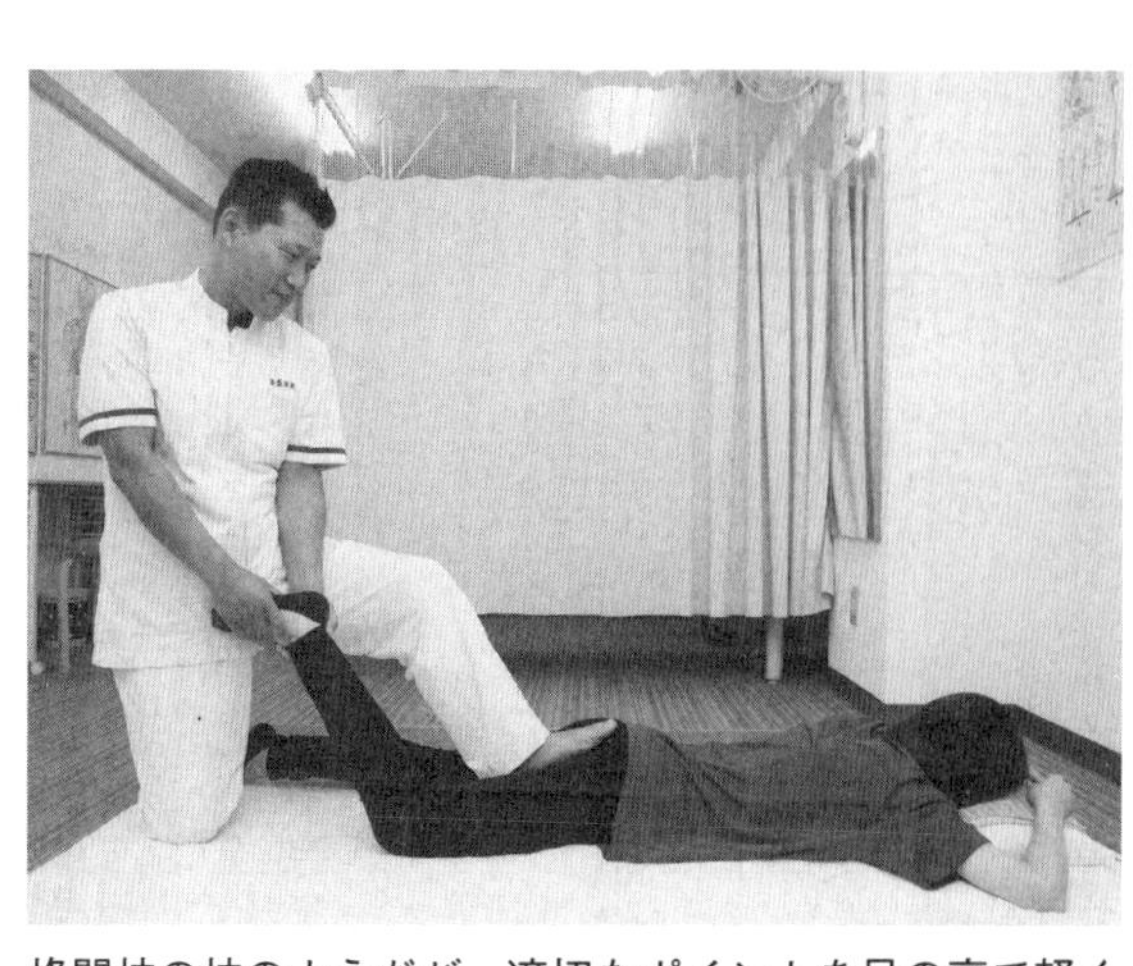

格闘技の技のようだが、適切なポイントを足の裏で軽く圧をかける感じなので痛みはほとんどない（骨盤調整法①）

に固定し、脊柱に当てた両膝に力が集中するよう両手に力を入れて調整する。その状態で順次、患者さんの身体を倒しながら、両膝を患者さんの脊柱の上部に上げる。

⑧頸椎上部の調整法

術者は座位の患者さんの後ろに座り、左手指横を患者さんの後頭部のすぐ下、頸椎1番の横にしっかり当て、患者さんの頬に当てた右手の手根部で頸椎1番を挟むように押し当て、軽く右に捻転させせながら調整する。

――以上が骨盤調整法だが、上の写真を見ただけでは、骨や関節をバキバキ鳴らされるような過激な治療法を想像しがちだが、決してそんなことはない。

「足や手を使って強い力で押したり曲げたりするようなものではなく、気合を入れるように圧をかける形なので、患者さんが痛みを感じることはありません」

実際に記者も体験してみたが、痛みはほぼなく、グイッグイッと軽く押されるような感覚であった。

治療の際、安院長は自身の足や手のどの部分で患者さんのどこを押せばいいのかを瞬時かつ的確に探り当てて圧をかける。一つひとつの調整法を行なう際、「はーっ」「はーっ」……と気合を入れるように実践していく。聞くと、圧を掛ける一瞬に声を出すことで患者さんの身体と会話しているのだという。そうやって骨や関節の歪みの場所をピンポイントで探し当てる。これまでの知識と経験のなせる熟練の技であり、まさにそれが安院長の神ワザといったところだろうか。

患者さんの〝100年歩けて動ける身体作り〟に貢献する

このように、安院長の骨盤調整法の施術は非常にシンプルかつ奥深いものである。ただ、特徴はそれだけではない。一般的な治療サイクルとして、最初は週に1、2回、その後は徐々に減らして週1回になり、それを3カ月程度続けて卒業という治療院が多い。

『あん整骨院』の骨盤調整法も基本的には全6回で、その後はメンテナンスが必要であれば週に1回程度という流れは他の治療院とそうは変わらないが、大きく違う点がある。それは、6

回目まではできる限り間を空けずに毎日施術を受けて欲しいと提案している点だ。

「間を空けると身体が元に戻ってしまいます。完全に戻ってしまう前に正常な身体に近付けていく。それが根本治療で、その後はメンテナンスという流れです。本当にその人の幸せを願うなら、早く治してあげて、仕事でも家事でもしっかりやった方がいいでしょう。3カ月も4カ月も痛くて苦しいままでは、たとえ会社に行けても満足な仕事は期待できませんよね」

そう言って笑う安院長。ただし、あん整骨院は年中無休ではないので必ずしも連続というわけにはいかない。安院長も身体を休める必要があるのでその点はご容赦いただきたい。

また、メンテナンスという点では、患者さんの食生活全般に関しての改善についてもアドバイスしている。なぜなら、人間の身体は100％本人が食べた物を材料として作られている。前述したように骨を支えるのは筋肉であって、筋肉はタンパク質からできており、タンパク質は食物を通して人体に摂取されるからだ。タンパク質が少ないと筋肉が虚弱になって骨を支えられないから歪んでしまう。そのため、あん整骨院では筋肉を丈夫にするのに必要な大豆製品、鶏のささみなどタンパク質の多い食品を摂取するか、あるいはタンパク質を効率よく摂取できるプロテインを飲むことも推奨している。

「食べ物はすごく大事です。家を建てる大工さんがどんなに高い技術でも、粗悪な原材料を使っていては良い家ができないように、いくら高度な治療を受けても栄養が不足していては健康は望めません。先日もトラックの運転手をしている患者さんが、『いつもの朝食を菓子パンからお握りに変えただけで、腰が痛いのがなくなりました』っておっしゃっていました」

また、最初は腰痛の治療にやって来た患者さんが、この施術によっていつの間にか生理痛や頭痛、アトピー性皮膚炎が良くなったり、夜もぐっすり眠れるようになったという声もよく聞くという。つまり、健康レベルが上がったということのようだ。

身体の土台をしっかり整え、必要な栄養素をしっかり取ることで笑顔が戻って来るのだ。

最後に、あん整骨院が掲げるテーマは「100年歩けて動ける身体作り」である。

股関節に異常があるから装具が必要だと言われた生まれたばかりの赤ちゃんから、100歳を超える高齢者までやって来る。当然、施術を終えた赤ちゃんは装具の必要もなくなり、車椅子でやって来られた高齢の患者さんも施術後は歩いて帰られたという。単に痛みが取れればいいではなく、食生活までトータルに生まれ変わった気持ちで元気な人生を送ってもらいたい……それこそが真の根本治療だと安院長は話してくれた。


（取材・文／萩原）

長引く腰痛を改善に導く神ワザ治療院15選

石井真悟院長
湘南ウィズ接骨院
（神奈川県藤沢市）

なぜその施術をするのかを患者さんに丁寧に説明
痛みの取れた瞬間の「アハ体験」で自覚を促す

運動部の学生が通うフレッシュな治療院

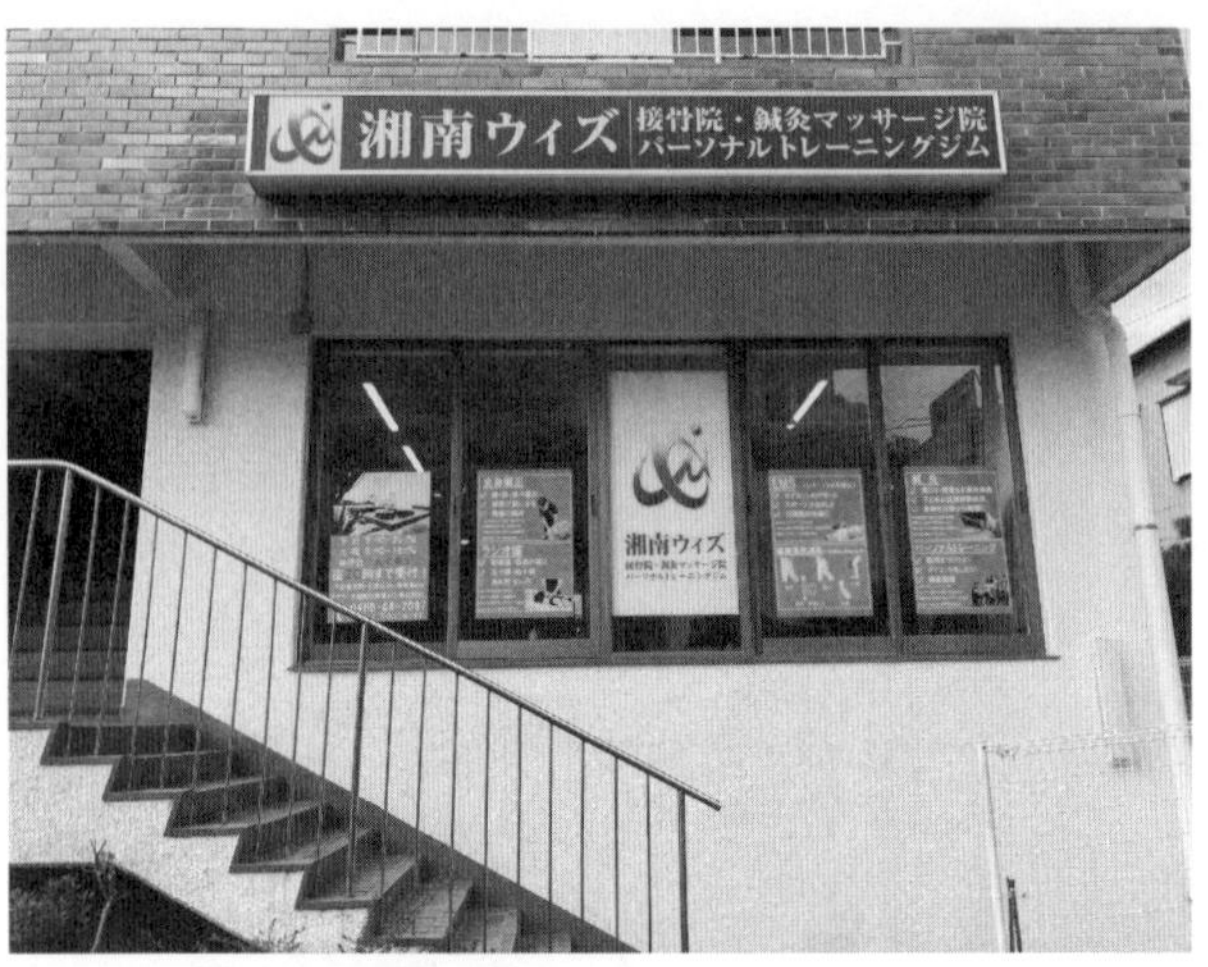

ブルーと白が基調の窓面広告が接骨院の目印

『湘南ウィズ接骨院』は、小田急江ノ島線善行駅東口からすぐのコンビニエンスストアの上にある。ガラス開口部が広くとられた、明るくクリーンな治療院だ。

「患者さんは、子育て世代の主婦層がメインで、次に多いのが学生。運動をしているアスリートが多いです。一番若い子は小学生のときから来院し、中学生になった今も通っています。開院して3年になりますが、今のところ、シニア世代の患者さんは少ないですね」

そう語る石井真悟（いしいしんご）院長は、柔道整復師で、学生時代にオリンピックを目指した柔道家。現在も地元の高校でトレーニングや柔道の稽古を指導し、競技大会にトレーナーとして帯同してい

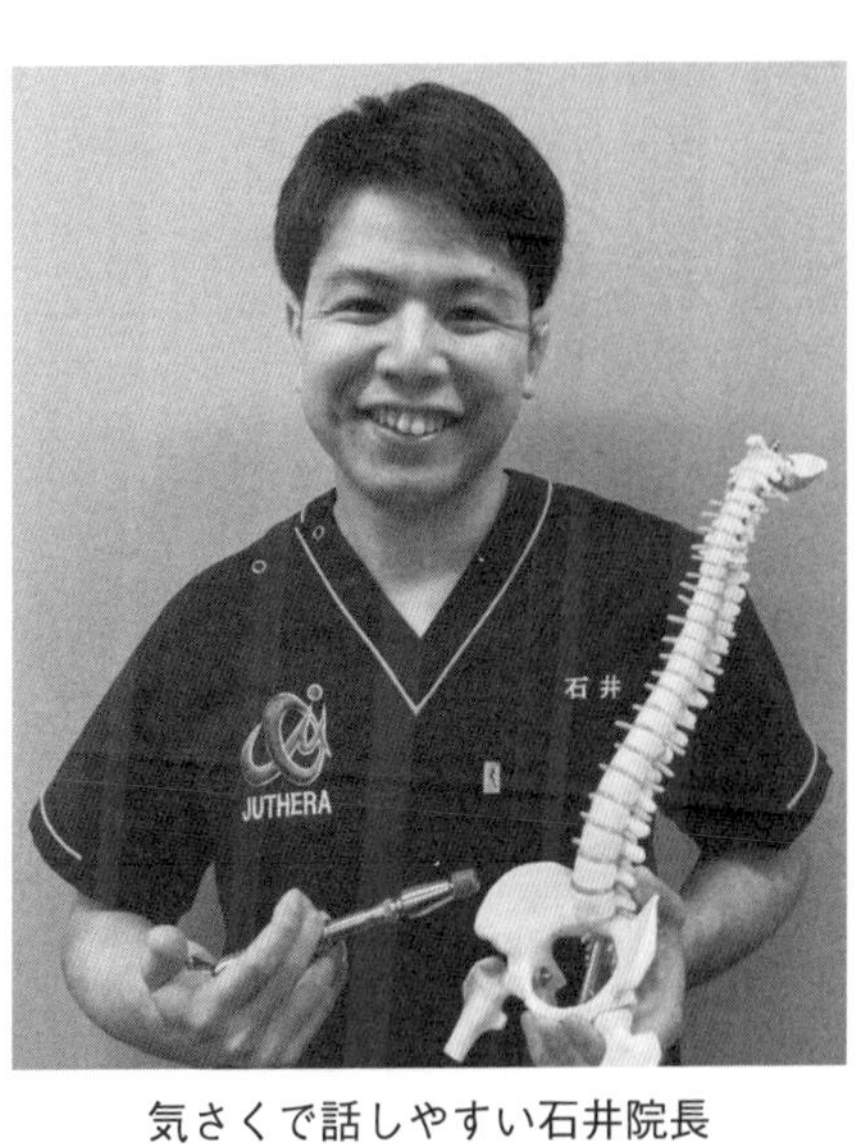

気さくで話しやすい石井院長

る。

「運動関係で来る学生の男女比は、半々くらいです。野球、サッカー、バスケット、バレーボール、柔道、陸上、水泳、テニスをしている子が来ます。インターハイなど全国大会を狙っている子がここ藤沢市には多く、疲労や怪我で『腰が痛い』と言って来てくれます。私は施術で痛みを取るだけでなく、身体の使い方もアドバイスするようにしています」

こちらの接骨院は、鍼灸マッサージ院と運動スペースを併設している。院内に入って右側奥の広いエリアが、石井院長が柔道整復をベースに施術する「接骨院」である。基本は予約優先制だが、当日でも空きがあれば施術してくれるそうで、気軽に足を運べるところも魅力である。

院内中央の鍼灸室は「鍼灸マッサージ院」を兼ね、鍼灸師が担当する。鍼灸師の施術は電話による完全予約制で、主に訪問マッサージを行っている。

院内左側には、本格的な運動スペースがある。指導を行うトレーナーの中には、ボディビルカテゴリーの2019年オールジャパンメンズフィジーク40歳未満172センチ以下級で全国4位の実力者もいる。石井院長と鍼灸師、トレーナーは、3人とも柔道に縁が深い。全員30～31歳と比較的若手ながら、3人のプロがそれぞれの専門を活かしてチームを組み、来院者のさまざまな症状や希望にきめ細かく対応している。

当院へ来れば、怪我（骨折、脱臼、捻挫、打撲、挫傷）、骨盤矯正、ほぐし、鍼灸、マッサージ、リハビリ、運動栄養指導や身体づくりまで、トータルでサポートを受けられる。まるで、健康な身体になるためのデパートのようだ。

慢性腰痛でも接骨院へ行くべき理由

石井院長によると、来院する患者さんの大半が腰痛持ちだという。しかし、「腰が痛いからと言われても、腰だけを施術するのではない」そうだ。

「腰に痛みが出ている患者さんでも、腰に問題があるのは2割程度で、他の場所からきているのが8割と私は考えます」

そのため、腰痛に関しては、腰だけ施術することはなく、原因を細かくみていくそうだ。

「最初にみるべきポイントは四つで、①骨からきているのか、②神経からきているのか、③椎間板や関節面からきているのか、④筋肉から痛みがきているのかを、順番にみていきます。場合によっては、すぐ整形外科に行く必要があることもあるからです」

腰が痛い原因として考えられるのは、主に5カ所。臀筋群（お尻の筋肉）、腸腰筋（上半身と下半身をつなぐ筋肉）、仙腸関節（背骨の下部にある仙骨が、骨盤の左右の腸骨と組み合わさる関節）、僧帽筋（首から肩、背中の上部にかけてつながる筋肉）、腰方形筋（背中の深部にある筋肉）を主にみているそうだ。それ以外に、腿からきている場合もあれば、足首からきていることも考えられるという。

腰痛の原因はこれ一つが決定的というものはないそうで、その人の生活スタイルによって負担がかかっている箇所がどこかにあれば、そこから腰にも痛みが出ることがある。

「椎間板ヘルニアの可能性があり、神経に当たっている痛みという判断になったら、整形外科へ行ってもらう場合もあります。また、腰痛の原因で、すべり症や分離症の可能性もあります。そこまで確認して、接骨院でできる範囲であれば、施術を行います」

整形外科と接骨院の同じ部位での通院では、健康保険が使えないからどちらが良いか判断が必要だそう。

「まずは接骨院に来てもらい、どういう痛みなのかある程度判断できてから、必要があれば整形外科の画像診断に行ってもらったほうが良いと思います。信頼できる病院を紹介できる場合もあり、紹介状を書くこともできます」

腰痛「アハ体験」

腰痛を実際どのように施術するのか尋ねると、石井院長は不思議なことを言った。

「患者さんに、身体で実感させるということをしています。そのためにきちんと説明して、実体験してもらいます。アハ体験をさせるんです」

腰痛で、アハ体験!? アハ体験とは、ドイツの心理学者カール・ビューラーが提唱した心理学の概念で、「何かのきっかけで、今まで理解できなかったことが突然理解できたり、いい考えが閃いたりした瞬間の、快感を伴う反応」といったことだ。

それは面白そう。というわけで、方法を詳しく語っていただいた。

「当院ではEMS後の立つ動きや、骨盤矯正後の動きの変化を体験してもらっています。また、筋肉的な施術であれば、お尻の筋肉や腸腰筋などを、上、下、前、後ろと大きくみていきます。手技で筋肉をグッと弛緩させ、動かしてみて、痛いところがあれば、そこが原因と考えられます。手技や物療を使っていきます」

たとえば、お辞儀の動作をすると痛いという場合がある。石井院長は、「痛みはどうです

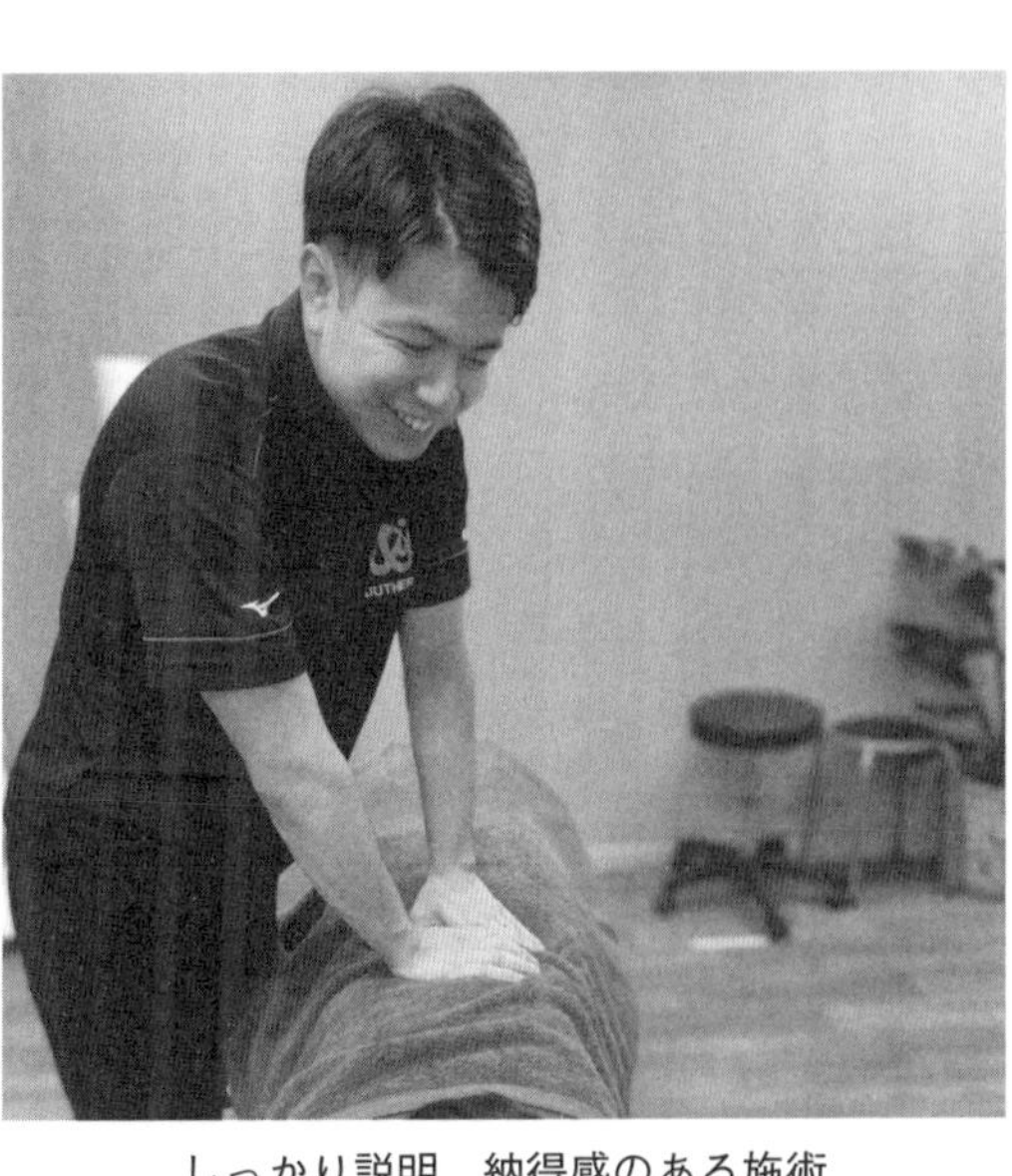

しっかり説明、納得感のある施術

か？」と患者さんに逐一聞きながら、筋肉のポイントを一つ一つ押しては動かし、痛みのある箇所をさぐっていくそう。そうすると、痛くない姿勢や箇所もみつかる。そこから、痛みを引き起こしている原因が絞れてくるという。

「その痛みが、たとえばお尻の筋肉からきているとわかれば、そこからほぐしていきます。そのとき、なんでそれをするのか一つ一つ説明し、施術して痛みを取り、『もう痛くない』ことを患者さんに自覚してもらいます」

石井院長は、「患者さんに、実際に痛む箇所はどこか教えてあげる」「痛みの取れる施術を実践してみせる」「それによって患者さん自身が、もう痛くないと自覚する」まで目指している。患者さんが、「本当だ、もう痛くない！」と自覚する瞬間が、アハ体験である。

腰痛につながる原因はさまざまで、感じ方に個人差もある。患者さん本人も、どこがどう痛むのか自覚していないことが多い。

「患者さんが何も自覚しないで、なんとなく施術を受けて、『どうですか？』『楽になりました』では解決しないです。たとえば、算数で1＋1＝2の答えだけ教えてもだめで、なんで2になるのか、1と1を足すとはどういうことなのか、理解させるのが大事なのと一緒です」

どういう施術を何分行うかは、人それぞれの身体の状態と、どこまで治したいか希望に応じて変わり、それによって料金も異なる。基本は、筋肉を物療や手技で行う。それにプラスして、ドロップベッドやアクチベーターを使った矯正も可能。骨盤のゆがみを矯正して負担を取る、EMSを使って骨盤を支えるインナーマッスルを使えるようにする。院内には、ラジオ波、EMS、干渉波、超音波、ハイボルトなどの多くの電気治療機や、運動指導に使うエアロバイクなど、さまざまな物理療法の機器を取り揃え、活用している。

腰痛セルフケアの基本は「血流量を上げる」

石井院長に、腰痛のセルフケアのアドバイスを求めると、予想外の答えが返ってきた。

「最低でも1日2リットルは、お水を飲んでください」

「お風呂にゆっくり浸かってください。週1回、銭湯に行ければベスト。温泉でもいいですよ」

「身体を温めてください。もしストレッチなど運動をする場合も、温めてからしてください」

いずれも、血流量を上げて筋肉を柔らかくするという目的がある。

飲む水は水道水でいいそうだ。1日2リットル以上飲むコツは、「1時間ごとにコップ1杯約200ミリ飲めば、10時間経つと2リットルを超えます」とのこと。人により吸収度は異なるので、もしトイレが近くなるなら1回に飲む量を減らし、回数を増やして少しずつ飲むといいそうだ。

「私は、お水が最高の薬だと思っています。こまめに飲む習慣をつけてもらえればいいと思います」

また、お風呂にゆっくり入ると、身体が温まり、血行が良くなる。お風呂から出たら水を飲むのが肝心。銭湯や温泉へ行くと、自宅のお風呂より長い時間入れるので、なお良いそうだ。

石井院長は施術の一環で運動指導を行うが、まずは水を飲み、身体を温めるのが大切だそうだ。

「筋肉が硬くなっている状態で運動すると、悪化する可能性があるからです。もし運動したければ、まず温めて筋肉をお餅のように柔らかくしてから、行ってください」

硬くなった餅はそのままでは伸びないが、煮たり焼いたり、熱を加えれば柔らかく伸びる。

筋肉もそれと同じなので、筋肉を柔らかくしてから、運動に入ると、痛みや怪我の予防になるそうだ。

腰痛は、姿勢や歩き方によっても起こる。どうすればいいか、注意点を尋ねた。

「人間は背中が丸くなると腰に負担がかかると考えられますので、家で時々、ローイング（腕を弾く動作）と、プルダウン（腕を上から下に下ろす動作）を何回か繰り返し、肩甲骨の横の動きと締める動きをすると、まずは姿勢が保たれやすくなり、それを意識すると、腰への負担が軽くなると思います」

歩くときは、「土踏まずを踏みながら歩く」と、身体の重心が正しくとれやすくなるそうだ。その一方で、代謝向上を目的とした朝食だけ抜くファスティング（断食療法）を、石井院長は推奨している。

朝食を抜くと胃腸が休まり、消化に使われるエネルギーが代謝エネルギーに回ると考えられる。すると、血流量も上がり、筋肉が柔らかくなり、姿勢や歩き方も良くなって腰痛予防になると、石井院長は考えている。

詳しい栄養指導は、石井院長に直接聞いていただきたい。

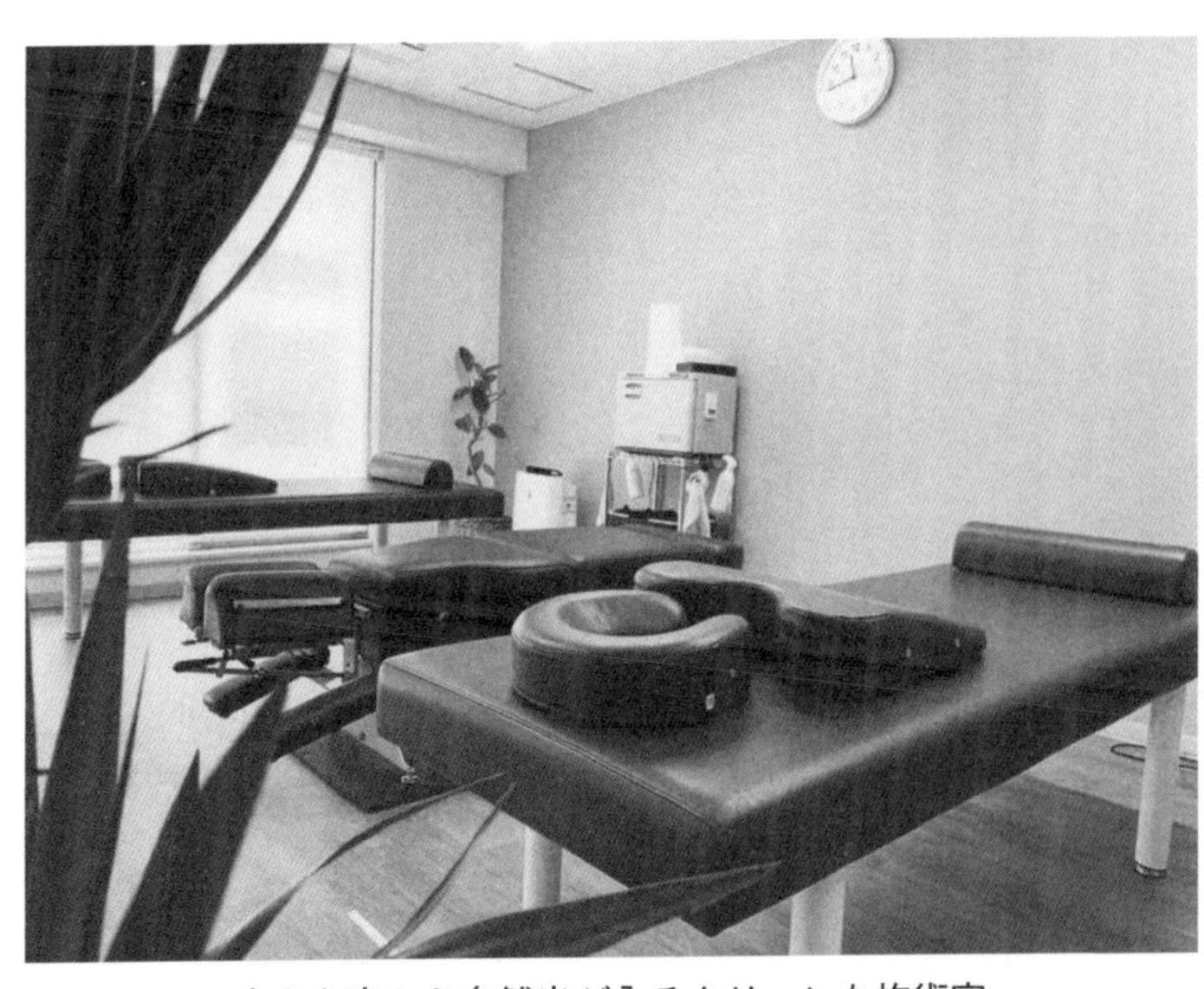

大きな窓から自然光が入るクリーンな施術室

〝治してなんぼ〟の精神で患者さんに寄り添う

柔道をやっている石井院長は、怪我を治してくれた柔道整復師に憧れ、「柔道を通して感謝される仕事がしたい」と早くから治療家の道を志した。大学時代は柔道部でキャプテンを務め、また、ロンドンパラリンピック柔道日本代表に帯同してサポートした経験もあり、「人を助ける仕事をしたい」と決意を新たにした。大学卒業後に接骨院でアルバイトしながら柔道整復師専門学校で猛勉強し国家試験に合格。さらに接骨院で2年半勤務したのち、２０２０年12月に独立開業した。ちょうどコロナ禍のため開院の遅れや経営の苦労もあったが、負けなかった。

「うちは0からのスタートで、0から1に増えていく一方だったので、そこはよかったかなと思います。患者さんは早くから来てくれて、そこから紹介や口コミで広がっていきました。開院当初から通ってくれている人もいます」

石井院長は、整形外科に行っても改善しなかった人、痛みに困っている人を助ける施術を目指し、「いつまでも勉強、日々進歩していくことが大事」と、勉強会にもよく行き、研鑽に励んでいる。柔道を通して怪我や痛みのつらさをよく知っているので、患者さんに親身に寄り添いたい気持ちが強い。

「接骨院は、治ってしまうと患者さんが来なくなり、商売が成り立たないと思う人もいるかもしれませんが、私は〝治してなんぼ〟だと思っています。例えば、美味しいラーメン屋さんと同じで、美味しいからまた来よう、と人は思うように、治るからあそこにまた行こう、紹介しよう、と思われる接骨院にしたいのです。治すことに徹し、どれだけ患者さんに寄り添えるか常に考えています」

最後に石井院長は、「身体のことで何か困ったことがあったり、気になることがあったら、いつでも頼ってください」と力強く宣言した。

（取材・文／重松）

── 長引く腰痛を改善に導く神ワザ治療院15選 ──

宇土善之創業者
てあつい整体院
（広島県広島市ほか）

脳のストレスを軽減させれば痛みは改善できる
３カ月分の綿密な治療計画を立てて治していく！

「上質の追求」を掲げて妥協をしない施術を行う

広島、山口両県下に5つの治療院を展開しているほか、治療院の技術を土台に機能回復型の介護事業などを手掛けている『てあつい整体院』の創業者・宇土善之(うどよしゆき)さんに、てあつい整体院がどのように慢性腰痛の患者さんに取り組んでいるのか話を聞いた。

「てあつい整体院では『上質の追求』を掲げ、患者さんの心身の健康に対して一切の妥協をしないことを誓い、全身全霊をかけてセラピストは施術を提供させていただきます」

そう熱心に語る宇土さん。

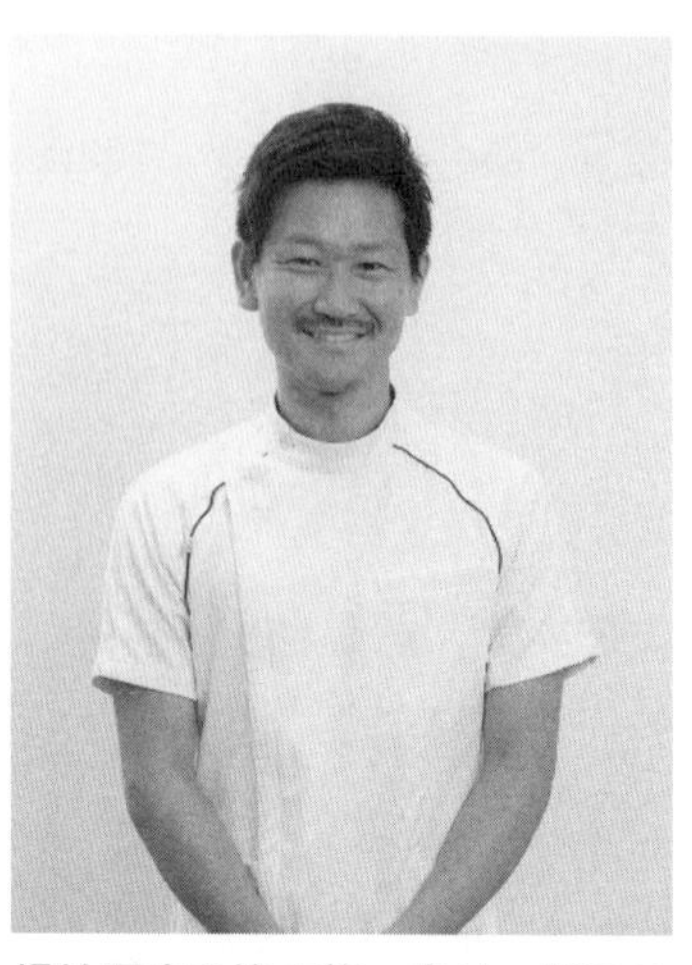

慢性腰痛を治す第一歩は、脳のストレスを取った上で、歪みを整えることから始まる

そのため、てあつい整体院では腰痛に対して、日々の朝礼のほか、週1回の研修、月1回の全体勉強会、さらには外部研修などの学ぶ機会を習慣化し、スタッフ全員が腰痛に対する最新の知識やスキルを身に付けているという。

「慢性腰痛の治療には、慢性疼痛に関する定義や分類を把握しておかなければなりません」

その前提として、2020年に国際疼痛学会（IASP）は、痛みを「実際の組織損傷もしくは組織損傷が起こりうる状態に付随する、あるいはそれに似た感覚かつ情動の不快な体験（日本疼痛学会訳）」と改訂して定義している。この新しい慢性疼痛分類では、慢性疼痛はその痛みの持続期間によって「3カ月以上持続または再発する疼痛」と明確に定義された。

分類の特徴としては、慢性疼痛を3カ月以上持続、または再発する痛みと定義した上で、慢性一次性疼痛と慢性二次性疼痛に分けたことである。慢性一次性疼痛には、基礎疾患や組織障害が明らかではない線維筋痛症や複合性局所疼痛症候群などの慢性疼痛症候群が含まれ、一方で慢性二次性疼痛は、基礎疾患や組織障害による二次的な疼痛で、病態や身体部位によって、さらに6つのカテゴリーに分類されている。

IASPの分類には、慢性疼痛に関する最近の新しい科学的知見をもとにした疼痛概念が反映されていることを、しっかりと把握することが必要だと宇土さんは考えている。

その上で慢性腰痛を治していくことが重要であると考えており、てあつい整体院では、①インプット、②脳による解釈・統合、③アプトプットの順序が非常に重要だという。

患者さんの生活環境などによって身体に一定の感覚が入力されているため、脳に一定の刺激が入った結果、筋肉や骨、神経などを通じて歪みとなり、その結果として慢性腰痛が引き起こされることが多い。そこで、患者さんへ施術を行うことは、身体の使われていない部位や、これまで意識されてこなかった部位に刺激を与えることが必要となってくる。その刺激が脳で解釈・統合されることで、神経系を通じて、身体の良質的な反応として筋肉や骨などにアウトプットされ、慢性腰痛を引き起こす歪みや痛みの元を改善されていく。

てあつい整体院では、こうした考えを基に、患者さんの慢性腰痛の悩みをひもとき、改善させていくという。また、補足事項として、感覚は大きく分けて3つ、①特殊感覚、②体性感覚、③内臓感覚に分けられる。これをより細かく分類すると、①特殊感覚は視覚、聴覚、味覚、嗅覚、平衡感覚、②体性感覚は表面感覚（触覚、圧覚、温覚、冷覚、皮膚痛覚）、深部感覚（位置覚、振動覚、深部痛覚）、③内臓感覚は臓器感覚、内臓痛覚に分けられる。

慢性腰痛を治していく上で感覚の分類は深く理解する必要があると宇土さんは主張する。多種多様な感覚受容器に最適な施術を与えるため、てあつい整体院では施術方法が豊富だ。TNブレインやトムソンベット、楽トレなど全10種類の施術法が用意されており、それらを組み合わせることで患者さんに適した腰痛の施術を行っている。

「なぜ私が慢性腰痛を治していく上で、各感覚受容器に対して、それに適した豊富な施術方法が必要だと考えるに至ったのかは、これまでセラピストとして慢性腰痛に対して向き合い、いくつも課題を乗り越え、その都度の最適解を集約した結果と言えます」

慢性腰痛などで痛みを瞬時に取る手法は巷にあふれており、痛みは一時的に軽減できる。しかし、慢性腰痛は、痛みの原因から探って根本から取り除く考えや技術を、網羅的かつ複合的に考えて判断していかなければいけない。腰痛を繰り返し、慢性化するといった負のサイクルに陥っている患者さんがいかに多いか、長年の臨床経験から感じたという。

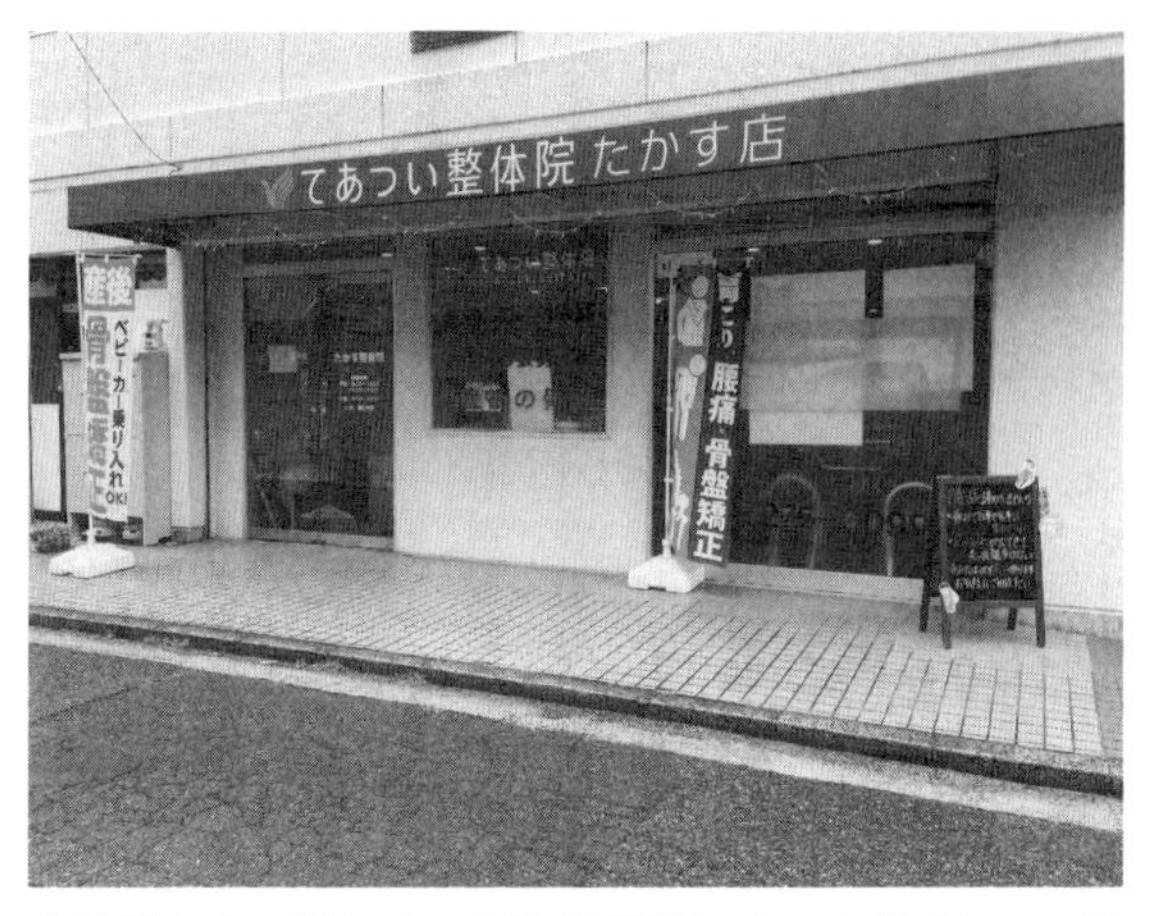

広島県と山口県に5つの院を展開している『てあつい整体院』（写真はたかす店）

そのため、臨床経験で感じたことを多くの慢性腰痛の患者さんに対して再現性が高く、効果的に提供できるかのポイントを考えた結果が、検査、結果、提案の順序だという。

てあつい整体院のスタッフは、検査を基に、それぞれを組み合わせた施術をオーダーメイドで行い、結果が出たものに対して患者さんに提案を行っている。この流れがあるからこそ、患者さんはしっかりした結果が出る必要な施術を受けることが可能だという。

こういった考えを基に、慢性腰痛で苦しむ方のかけ込み寺として、てあつい整体院は広島と山口で人気の治療院となっている。

慢性腰痛治療の鍵は脳のストレスを軽減すること

そこで今回のテーマである慢性腰痛だが、「慢性腰痛を改善するのに重要なことは『歪み』を取ることであり、歪みを取らないと始まらないと考えています」と語る宇土さん。

歪んでいる状態で日常生活を過ごしていると、腰へのストレスが集約され、慢性的な痛みへとつながる。そこで歪みをとる治療方針としては、①緩める（中枢、末梢へのアプローチ）、②整える（構造的、関節軸へのアプローチ）、③鍛える（筋肉、神経への個々と、連動性へのアプローチ）と、一連の流れを重要視し、歪みの出ない可能性を最大限に引き出していく。

そのため、慢性腰痛を治す際、最初に行わないといけないことは、脳のエラーによる全身の筋肉の緊張を緩めることだという。

もし仮に、脳のエラーから来る全身の筋肉の緊張を取り除かない状態で、筋・骨・神経の施術を行なっても、全身の歪みが取れていない状態での施術を行なっているわけだから、本質的な歪みの改善につながりにくく、慢性腰痛を改善するのには適さないと考えている。

そう考えるからこそ、てあつい整体院では脳のエラーを取り除く施術がある。

それがTNブレインである。三叉神経が存在する眉の上、頬、顎の3カ所×左右の計6カ所に100ヘルツ以上の振動刺激を与えて（アジャスター使用）、脳のストレスを軽減させる方法である。このＴＮブレインを行った上で、腰に負担のかからないよう個々の末梢の筋肉を調整し、骨格や関節軸の歪みの調整、必要な神経や筋肉のトレーニング（促通）を施していく。

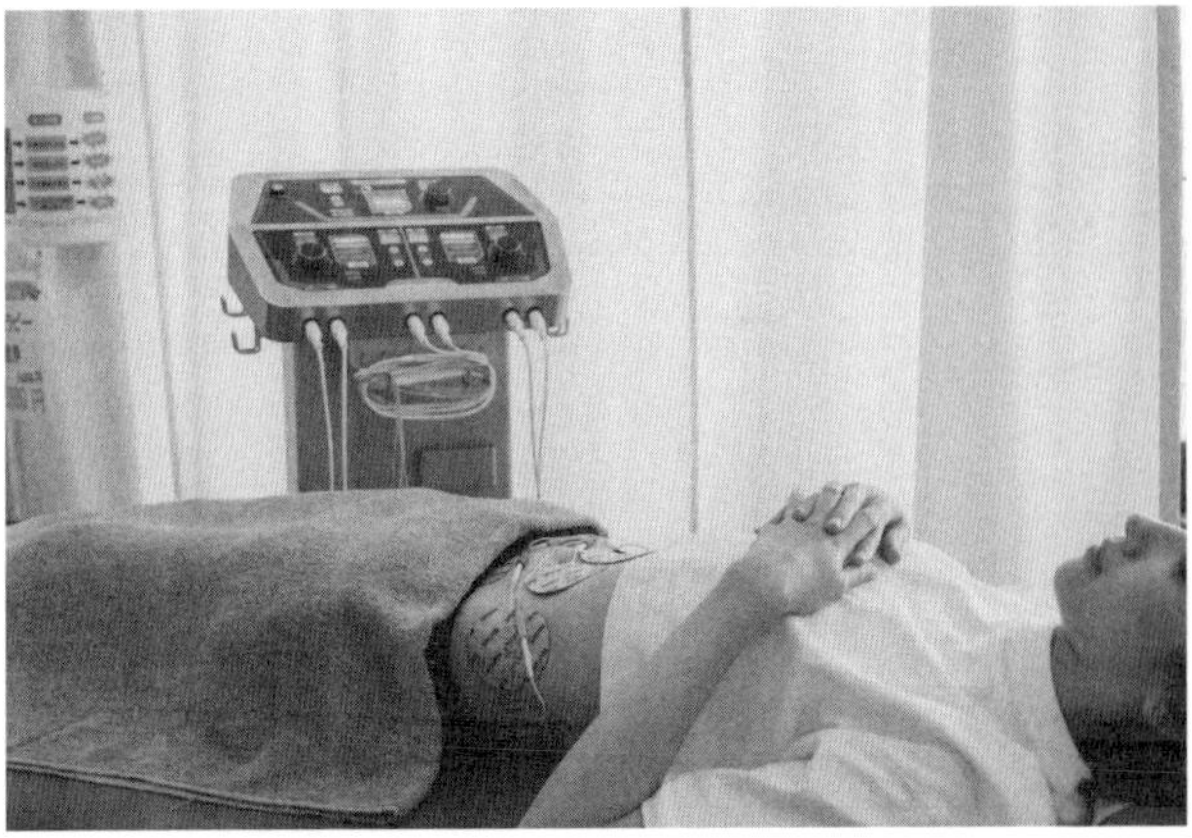

楽トレ（高周波ＥＭＳ）でインナーマッスルを鍛えることも腰痛治療には欠かせない

そしてもう一つ、慢性腰痛を治す上で欠かせないのが、インナーマッスルを鍛えて機能的に使えるようにすることだ。

多くの方が〝慢性腰痛の改善にはインナーマッスルを鍛えましょう〟というフレーズを耳にしたことがあるのではないかと思う。インナーマッスルは身体の安定性を高め、不必要な腰に対する負担を減らしてくれることから、慢性腰痛の患者さんには非常に重要な筋肉である。

その際、運動の発達段階においては、①意識できない、②意識できるが使えない、③意識できて使える、④無意識で使えるといった4つの段階がある。

てあつい整体院にやって来る慢性腰痛の患者さ

んの多くは、①のインナーマッスルが意識できない状態で、発達段階では一番下だという。そういった患者さんに、最初に行うのが楽トレ（高周波ＥＭＳ）である。これは、電気刺激によってインナーマッスルを鍛えることで、インナーマッスルを意識することができるようになる。つまり、②の段階である。この状態から、セルフトレーニングを通して、③の意識しながら使える状態にもっていき、最終的には④無意識でも使える状態へと目指していく。

「ごくまれに、電気刺激でインナーマッスルを鍛えるのは意味がないと主張している専門家の方もいらっしゃいますが、患者さんの発達段階に合わせて楽トレを取り入れつつ、セルフトレーニングを行なってもらい、最終的には機能的にインナーマッスルが無意識に働けるように身体を作り込んでいけばいいと考えています」

てあつい整体院では、歪みや姿勢を整えて、腰に負担のかかりにくい身体の動かし方を再教育し、理想的な動きを取り戻し、それが患者さんの習慣になることが慢性腰痛を治していく上で需要であると考えている。

目をトレーニングすることで慢性腰痛も改善される!?

さらに、宇土さんは脳のストレスを軽減する治療法に満足することなく、その一歩先まで考えるに至った。それが、目のトレーニングである。

「人間の身体の特徴として、感覚情報は9割方目から入ってくるんです。ですから、加齢や目の病気などさまざまな要因で視野が狭くなると首が前に出てきますし、目が動かしづらいと首を動かして余計な負荷がかかるようになります。目だけで対象を追えればそれほど動かさなくていいんです。目の動きが万全な状態に変わったら入ってくる情報も変わってきますので、各部位が適切に動くようになるんです。そのために目のトレーニングを取り入れています」

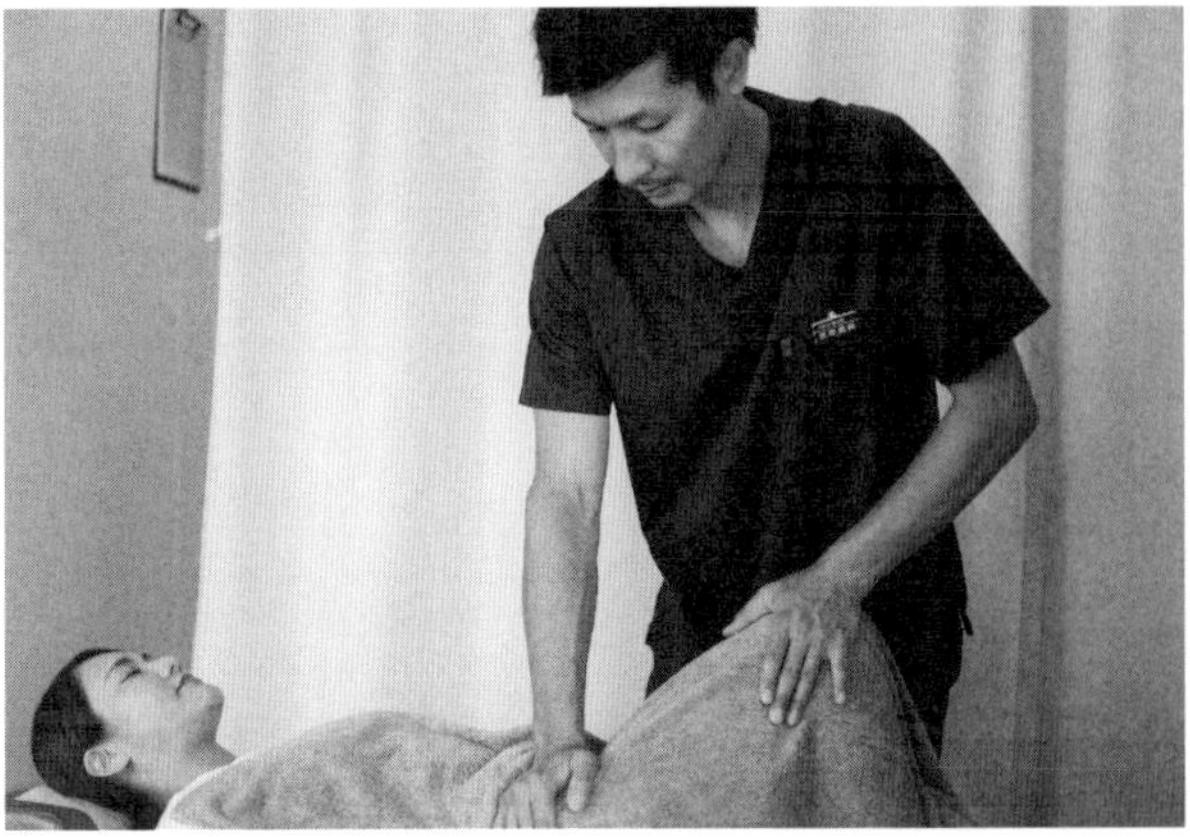

手技によって患者さんの骨格の構造基準を正しく整えていく

　目には、眼球の動き、ピント調節、光の量の調節という3つの機能があるが、そうした調節機能を改善するのだという。暗くしたり明るくしたり、ポイントを前後に動かしたりするなど、まさに視力回復トレーニングそのものである。

　てあつい整体院には「5つの結果」と「3つの目

標」があり、これらは、患者さんに施術を行なった評価として設定されている。

まず、5つの結果は、①ゴールデンライン（横から見た姿勢のライン）、②ダイナミックアライメント、③歩行、④バイタルサイン（体温、血圧）、⑤血液検査であり、施術を行なった総合的な判断としている。そして、この結果を出すために3つの目標がある。それは、①構造参考基準、②可動域、③周計で、事前にこの結果を出したいから目標を達成すると決められている。こうした客観性がある目的や目標は〝モノサシ〟となり、慢性腰痛を治していく上で振り返りのできる共通認識として役に立っている。

同時にこの〝モノサシ〟があることは、患者さんへ治療の「目的」「必要性」「意味合い」を伝える上で根拠となり、その結果、患者さんの治療に対する取り組み方も変わってくる。

患者さん一人ひとりにオーダーメイドの治療計画を立てる

それでは、実際に慢性腰痛の患者さんがやって来られた際にどのような治療が行われるのか診ていきたい。まずは、患者さんの背景と生活習慣をカウンセリングで聞いていく。

「うちでは患者さんのニーズをとにかく深掘りします。『痛みを取りたい理由は何ですか？』ってお聞きすると、『いやぁ、孫を抱きたくてねぇ』とか、『サッカーがやりたいです』などと言った答えが返ってきます。それが本当のニーズになってくるんで、『じゃあ、そこに向けて一緒に頑張っていきましょう！』という風に患者さんにお伝えしています」

そして、整形外科的異常がないか判断し、立位や動きを診た後は前述したような施術に入る。

生活習慣に関しては4つの重要事項があって、それは、①2リットルの水を飲む、②野菜を摂取する、③ウォーキング、④青竹踏みなど足の裏に刺激を与えること。これらを実践することで、身体の免疫システムが向上し、脳の指令がよりスムーズに流れるようになる。

慢性腰痛といっても症状や原因は一人ひとり違うし、それぞれの治療法の組み合わせや選択する武器はたくさんあるので、その選択や優先順位と重要事項を決めていく。

そして、患者さんのニーズに応えられるように、①回復期、②向上期、③維持期の、3つのフェーズに分けて治療計画を立てていく。①回復期は痛みがなくなる状態にして、②向上期は、年齢的にも考慮して患者さんの身体の能力を最大限持っていけるところまで向上させ、③維持期は、その状態を引き続き落ちないように維持する時期の3つに分けて考えている。

「向上期までいったら、その状態を覚えておいてもらって一旦、卒業となります。その後は月に1回のペースで来院していただき、患者さんの主観的な腰の感じと、卒業時の『5つの結果』『3つの目標』と照らし合わせながら、メンテナンスを行います」

その点で、てあつい整体院では初めてやって来た患者さんに対して、約3カ月間でどのような治療を行っていくかオーダーメイドの綿密なプランを立て、そのプランを実践していく。

また、てあつい整体院では、分院が増えても同じレベルの治療を受けられるよう細心の注意を払っている。簡単に説明すると、てあつい整体院では治療理論とプログラムを全て言語化して共有化できるよう仕組みだ。だから、全ての店舗で同じレベルの施術を受けられる。

さらに驚くのは、グループ内で定期テストのように知識と技術を院長、マネジャーが審査する中告制の厳格なテスト制度があること。合格率は狭き門というから恐れ入る。スタッフはそれほど厳しい環境に身を置いて、患者さんの痛みを取るために切磋琢磨しているのだという。

「患者さんが時間とお金を使って通って下さる訳ですから、一人の患者さんにスタッフは1時間くらいかけて3カ月間分の治療プランを作りますし、患者さんの目線になって人格、技術、説明といった項目のもと、評価される仕組みになっています」

その厳しさは、患者さんへの愛情の裏返しでもある。理論＋愛情……そこまでの強い思いで患者さんに接するてあつい整体院なら、きっと安心の治療が受けられるに違いない。

（取材・文／萩原）

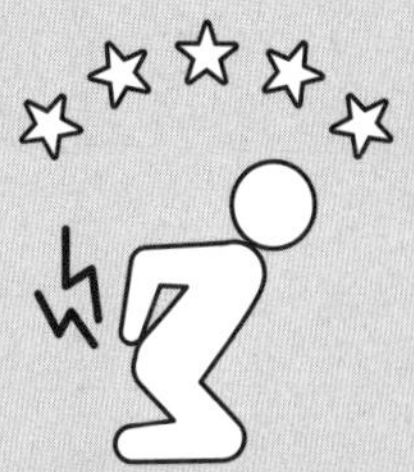

―― 長引く腰痛を改善に導く神ワザ治療院15選 ――

小川剛院長
小川カイロ＆ヘルスケアジム（大阪府堺市）

股関節を整えて骨を支える筋肉を調整する
オリジナルの〝3軸5点療法〟で再発予防

バレーボール選手時代の故障が治療家への転換点

大阪府で唯一の世界遺産と言えば、堺市にある仁徳天皇陵古墳を含む「百舌鳥・古市古墳群」である。制定は２０１９年7月で、令和初、大阪府初の世界遺産登録だ。

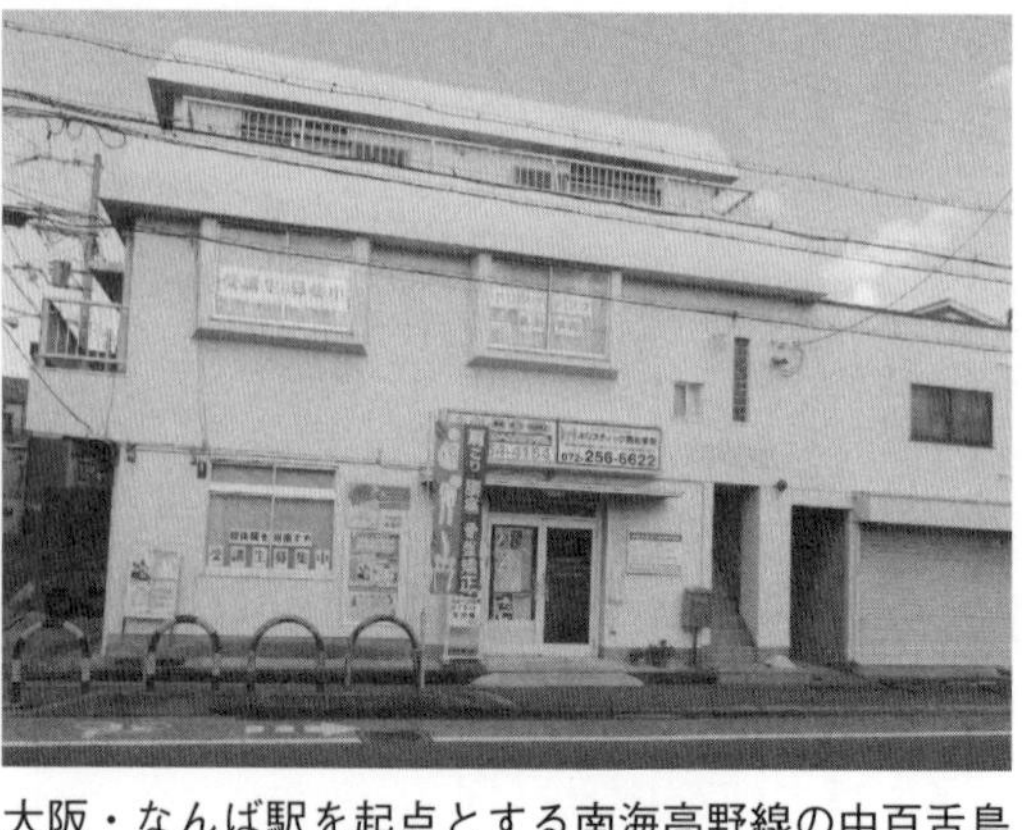

大阪・なんば駅を起点とする南海高野線の中百舌鳥駅から徒歩10分弱のところにある

そんな仁徳天皇陵古墳からほど近い中百舌鳥町に、小川剛院長が経営する『小川カイロ＆ヘルスケアジム』（以下、小川カイロ）はある。待合室に置かれたアルバムには、２０２３年のプロ野球を制した阪神タイガースを筆頭に、日本ハムファイターズや埼玉西武ライオンズなどの有名選手や元人気選手、バレーボールの日本代表選手らと小川院長のツーショット写真が数えきれないほど収められ、院内にはプロ野球選手のユニフォームが飾られている。

だからと言って、小川院長自身は野球経験者ではない。大阪では知らない人はいないとまで言われたバレーボールの強豪クラブチーム「春夏秋冬」の中心選

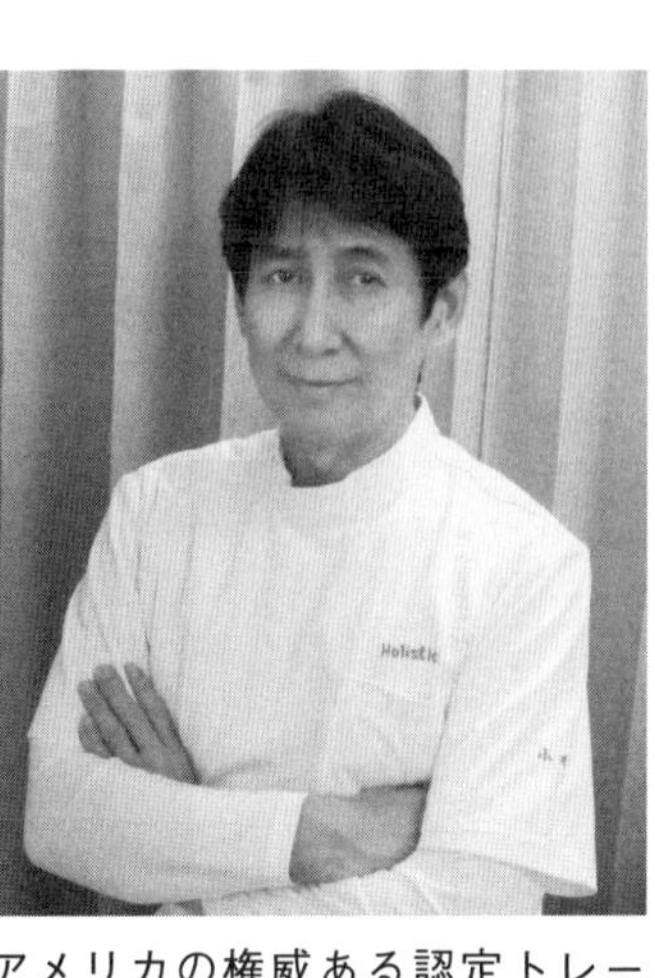

アメリカの権威ある認定トレーナー資格を有し、プロスポーツ界のトレーナーからも一目置かれる小川剛院長

手だった。いや、小川院長の場合、バレーボールの経歴は過去形ではない。長いブランクがあったものの日本で行われる予定だった世界大会ワールドマスターズゲームズ2021の出場を見越して約17年振りとなる2019年バレーボール競技に復帰。世界一を目指す予定だった。

しかし、残念ながら新型コロナウイルス感染拡大で延期になってしまったが、小川院長自身は、その後もトレーニングを欠かさず、スクワットは100キロを上げられるようになり、50歳、60歳以上で行われるヴィンテージ8'sという全国大会では、自ら参加して以来負けなしの3連覇。チームとして6連覇を達成。小川院長自身リカバリートレーニングを研究、実践し、その臨床経験を患者さんに対し行っているのだから、並々ならぬ治療技術の持ち主に違いないことが窺える。

しかも、小川院長は後進の指導や業界の信頼度を上げるための活動にも余念がない。

前者では自らスクールを創設して一流の治療家を輩出し、後者ではカイロプラクターを国家資格にするための活動をカイロプラクティック制度化推進会議の役員となり根気強く続けている。いずれも腰痛など身体のつらい悩みに悩む人々を一人でも減らしたいという熱い思いから始まった活動である。

「柔道整復師や鍼灸師と同様の国家資格にしたいという思いで活動しています。やはり、無資格だといろいろな先生がいて、事故も起こりかねませんからね。そういう事態を避けるためにも全体のレベルアップは必要で、そのためにも1日も早い国家資格化を願っています」

小川院長がこの道を志した理由は、やはりご自身の身体の不調にあった。

大阪の生野区に生まれた小川院長は、中学、高校、大学とバレーボール一筋で、もともと腰痛、肩痛、膝痛……など身体中に痛みを抱えていた。卒業後は大手薬品販売会社で働きながらバレークラブチーム「春夏秋冬」に参加する。が、30歳を過ぎた頃、肩の痛みが再発し、スパイクを打つたびに電撃が走り、頭に針が突き刺さったかのような激痛を感じるようになる。

そんなある日、肩を壊して3年間ボールが投げられなかった千葉ロッテマリーンズの牛島和彦投手（当時）が復帰するニュースが流れた。牛島投手を治療したのが昭和大学リハビリテーション病院の〝肩チーム〟と知った小川院長は早速コンタクトを取る。その後の1年間、月に1、2回は夜行バスに乗って上京し、肩チームの治療を受けたところ、痛みは8割方は回復。さらに、その間、カイロプラクティックの治療も受けたところ、残りの2割の痛みはすっかり取れた。

「昭和大学の肩チームのやり方はストレッチなどの運動療法です。そこに加えて首と肩の関節や肩甲骨の可動域を改善させて、神経の流れを良くすることで痛みを取るカイロプラクティックがあれば、身体の痛みは完全に良くなると思いましたね」

その後は仕事を続けながら、社会人向けのカイロプラクティックスクールに毎週土・日で朝9時から夕方5時まで、解剖学や生理学、関節機能学、臨床医学各論からレントゲン学等医学知識を3年間みっちりと学んだ。その間、米国カイロプラクティックドクターの2泊3日の集中特別授業も年2回ずつ本場の知識もしっかりと学んだ。そして、1997年の冬に現在地に開業する。

慢性腰痛は股関節のアンバランスさに起因する

「慢性腰痛の方は非常に多く、昨日も、腰が痛くて痛くて仕方がないという患者さんが足を引きずるようにしてやって来られました。いくつかの病院でレントゲンを撮ってもらっても、骨には異常ないですって言われたらしいです。でも、診察してみると、股関節が前方にずれていたんです。股関節を中心に左右のバランスを整えたところ、『楽になりました!』とおっしゃって帰られましたよ」

この言葉のように、腰痛は股関節から波及するというのが小川院長の持論である。

大半の腰痛は股関節の変位、骨盤のゆがみやズレ、さらには姿勢の悪さが原因だという。股関節がゆがんでいると痛みが生まれる。その点で、患者さんが腰痛で来院されても、腰そのものに触れて施術するよりも、股関節のアンバランスさを徹底的に解明し、変位やズレを改善して正しい形に戻し、股関節の柔軟性を取り戻す治療が施される。と同時に、筋力を強化するなどして完治しにくいと言われる腰痛を改善していく。

「股関節が正常な機能を失っていなければ大丈夫です。一番いいのは左右差がないこと。左右差がなければあまり問題は起こらないんですよ。その左右差を見つけるのが治療の第一歩です。その点で、解剖学的に7方向のチェックをします」

それが、①屈曲（膝を曲げて脚を上げる）②屈曲（膝を伸ばして脚を上げる）③伸展（脚を後ろに振り上げる）④内転（脚を内側に閉じる）⑤外転（脚を外側に広げる）⑦内旋（脚を内側に捻じる）⑧外旋（脚を外側に捻じる）。中でも小川院長が重要視しているのが⑥と⑦で、この二つの動きをチェックすることで股関節の状態がよく分かるという。

そして、患者さんに立ってもらって前屈、後屈とこの動きを三次元でチェックした後は、座ってもらって両脚の腿の辺りにベルトを巻き、両脚の膝から下をそれぞれ操作しながら股関節の内旋・外旋の可動域を検査する。次に横座りして、最後は足の裏を合わせて合掌座りをし

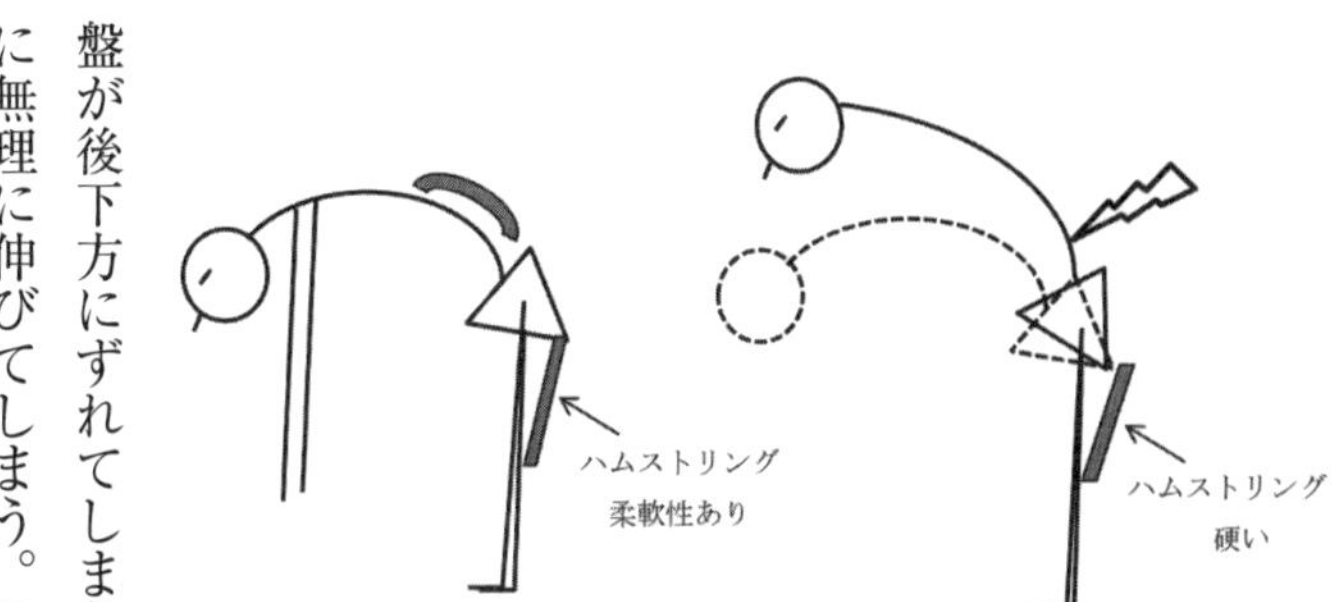

(左) ハムストリングス、殿筋に柔軟性があるため、前屈しても痛みがない。(右) ハムストリングス、殿筋が硬いために前屈ができず、腰に負担がかかるために痛みが生じる

てもらう。こうして、ひと通り患者さんの股関節の状態をチェックするわけだ。

さらに、もう一つ重要なのは筋肉の状態だと小川院長は指摘する。そもそも筋肉が硬い、柔らかいで関節の動きに与える影響は大きく違ってくるが、股関節が痛いとそこを保護するように腰など周囲の筋肉を一生懸命に使おうとする。そのせいで無理をしてしまうから痛みが出て、連鎖反応のようにどんどん痛みが広がっていくのだという。

例えば、前屈した場合に問題となるのが腰の下、脚の裏側にある「ハムストリングス」と呼ばれる大腿二頭筋、半腱様筋、半膜様筋である。このハムストリングスが柔らかければ無理なく身体は前屈できるが、逆に硬いとハムストリングスが坐骨を引っ張るため、骨盤が後下方にずれてしまう。すると骨盤を補正しようと思って腰の筋肉が余計に使われるために無理に伸びてしまう。その結果として腰痛になるという仕組みだ(上のイラスト参照)。

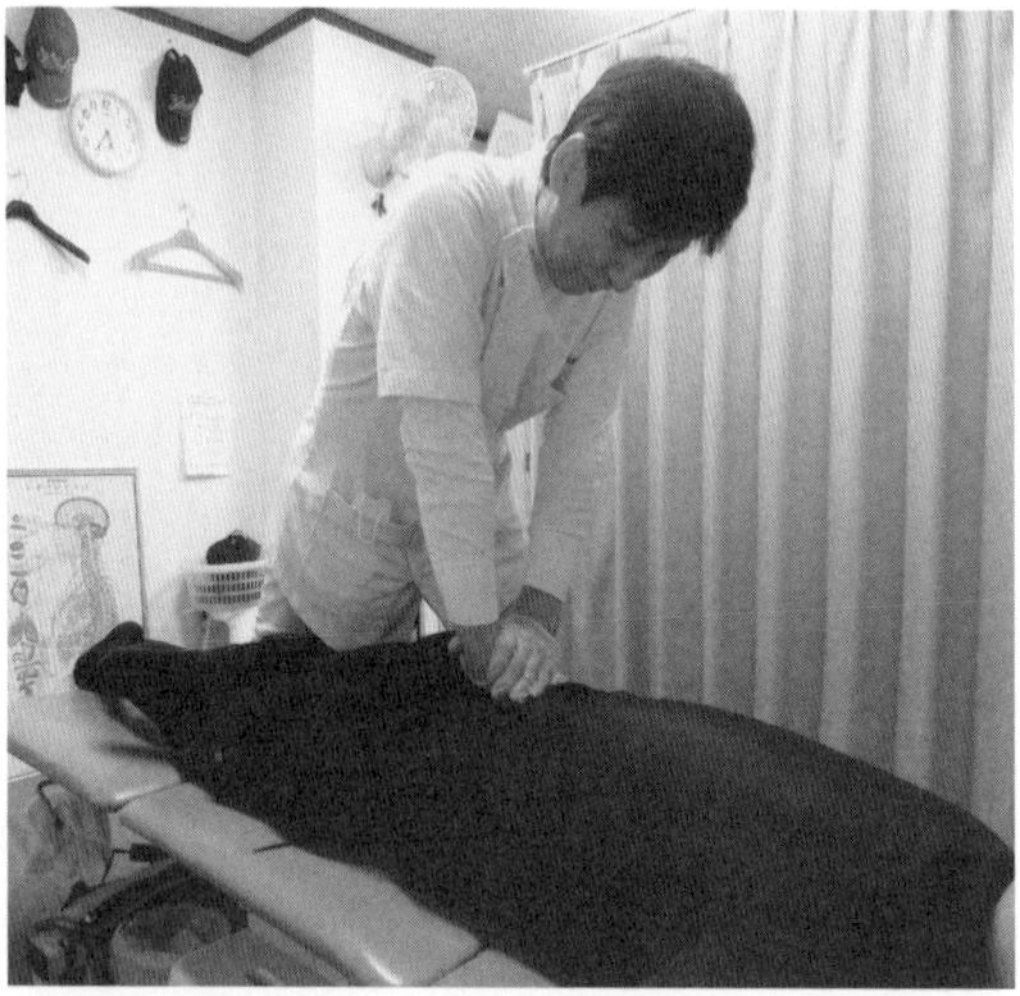

骨盤の上後腸骨棘（PSIS）を調整して左右差がないよう整えていく

股関節の調整とオリジナルの〝3軸5点療法〟が鍵

そこで実際の股関節の調整方法になるが、仮に骨盤が後傾しているようなら、患者さんに伏臥位（うつ伏せ）に寝てもらって、背骨の下部付近にある左右に突き出た骨盤の上後腸骨棘（ＰＳＩＳ）と呼ばれる部分を少し前方にグッと押すような形で戻し、後傾を治していく――実にオーソドックスだが、これが小川院長の基本的な施術である。

同時に、大事なことは背骨を真っ直ぐに整えるということと小川院長は説く。ただし、背骨そのものに負荷を与えて真っ直ぐにするのではなく、先ほど筋力の強化と書いたように、小川カイロで患者さんに推奨しているのが〝3軸5点療法〟である。

「人間の身体を解剖学的に見ると、背骨は前に倒れる屈曲と後ろに倒れる伸展、右回旋と左回旋、さらに左側屈と右側屈の2×3の6方向に動くんです。それぞれが一つの軸で回転していて、それが前額軸と垂直軸、矢状軸の三つの軸です。必ずその三つの軸に伴って背骨が動くわけで、まずはそのことを理解しておくことが重要です」

補足すると、身体の中心を左右に貫く前額軸によって人は屈曲、伸展でき、頭上から身体の中心を貫く垂直軸によって左右に回旋することができる。そして、最後に身体の中心を前後に貫く矢状軸によって左右に側屈できる。さらに、それぞれの軸に対して人間の身体を面で考える矢状面、水平面、前額面という見方もあるが、難しい話になるので割愛する。

この3軸を動かす運動、つまり、前屈と後屈、左右の回旋、そして、左右の側屈を行う3軸ストレッチが大事だと小川院長。では、この三つの軸に続く5点とは何か？

それが首、肩、肩甲骨のトライアングルに骨盤、股関節をプラスした5点である。首、肩、肩甲骨のトライアングルがまず重要だが、それに骨盤と股関節をプラスした5点をニュートラルな状態に戻すことで、背骨に直接触らなくても背骨を真っ直ぐにすることができるというのが小川院長の持論であるという。

「ある程度筋肉が柔らかくなって骨や関節が動きやすくなってきたところで、最後にちょっとずつ調整をかけていく。患者さんの足を僕らが伸ばしたりとかして、ストレッチ的な要素で筋肉を緩めるという方法を取り入れていいます」と小川院長。

つまり、股関節のゆがみを取ることで腰の痛みは取れ、3軸ストレッチをして5点の位置をニュートラルな状態に戻せば背骨は自然と正常な位置に戻る。この3軸5点療法は腰痛のみならず、肩痛やひざ痛、股関節痛などほとんどの痛みに効果があるという。

ただし、せっかく3軸5点をニュートラルな状態に戻しても、しばらくすると以前の状態に戻ってしまうことも多い。それは身体が本当の意味でニュートラルな状態に戻っていないからと小川院長。そこが人間の身体の難しいところで、再発を防ぐためにも小川カイロではアンバランスな筋肉を鍛えるための〝リカバリートレーニング〟を取り入れている。

「一般的な施術は骨盤を治しました、背骨を整えましたで終了です。しかし、いくらゆがみが取れたとしても、そのゆがみは、その人が今まで生きてきた時間の積み重ねによって作られたわけです。施術が終了した途端、ゆがみを引き起こしてきたその人特有の癖のある動きに戻ってしまい、また元通りのゆがんだ身体に戻されてしまいかねません。本人に戻すつもりはなくても、何気ない動作によって、結局、元の身体に戻ってしまう。そのため、身体のゆがみを整えた後、元に戻りにくい身体にするためのリカバリートレーニングを積極的に行っていきます。それによって他の院のような、3歩進んで、結局、3歩下がるような治療にはなりません。3歩進んで3歩下がるではなく、3歩進んで仮に2歩もしくは1歩下がっても、必ずや1歩以上の前進をさせる調節ができているのが、私たちが他院と差別化している施術です」

小川院長はそう言って胸を張る。ある意味、その裏付けとも言えるのが待合室に置かれたアルバムにあるように、数多くのアスリートからの信頼ではないだろうか。身体が資本である超一流アスリートが不調を感じた時、まさに神にすがるようにやって来る小川院長こそ神ワザの持ち主であることに間違いないのは確かである。

リカバリートレーニングで自然治癒力を高めて再発を防ぐ

それでは、リカバリートレーニングとはどんなものだろうか?

主に股関節のトレーニングで、チューブを使ったチューブエクササイズやダンベルを使ったトレーニング、アンクルウエイトを使ったトレーニング、あるいは第三者が抑えた手や足を力を入れて動かす徒手抵抗運動などを推奨している。

こうした3軸5点療法とリカバリートレーニングを続けることによって、慢性腰痛とは完全にさよならすることができて、3カ月後にはすっかり元気な身体になっているという。

実はこの3カ月という日数にも根拠がある。薬品会社で働いた経験から、小川院長は漢方医学でも体質改善の効果が出るには12週、つまり3カ月が必要とされることを理解している。また、西洋のトレーニング科学などでも3カ月を1クールと捉えている。その理由は、約60兆個の人間の身体の細胞が全て入れ変わるには90日を要するからだと小川院長。

ちなみに、ギックリ腰のような、動く、歩くのがつらい痛みでも1回から3回くらいで大半は改善させるようだ。しかし、改善後も大半股関節に問題を持っている人が多く、再発防止のためにも骨盤と股関節のゆがみを修正し、安定させるリカバリートレーニングも行うのが慢性化腰痛させない予防になるようだ。

細胞レベルで生まれ変わることで、腰痛のみならず人間の身体が本来持っていた自然治癒力も上昇する。小川カイロで治療を受けた方の中には、不妊の悩みから解消されて子供に恵まれた方や、花粉症の悩みから解消されたという方までいるという。

「私たちがしているのは人間の身体が本来持っている治そう、正常に戻ろうという力＝自然治癒力を補助するだけです。医療産業の端っこで、医者がサジを投げた患者さんたちがやって来ます。それを私たちは絶対にちゃんと拾って治してあげる。〝痛みなら任しといて！〟という使命感、医療にオミットされた人たちにしっかりコミットする仕事だと思ってやってます」

腰の痛みとさよならできるだけでなく、生まれ変わった気持ちで新しい人生を送りたい……そんな方はぜひ小川カイロを訪ね、帰りに仁徳天皇陵古墳の参拝でもいかがだろうか。

（取材・文／萩原）

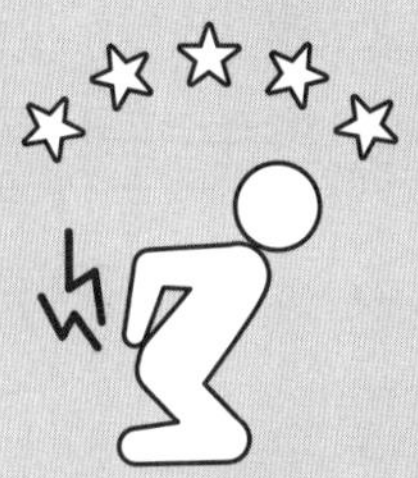

―― 長引く腰痛を改善に導く神ワザ治療院15選 ――

片山直幸総院長
湘南にのみや美海整体院
（神奈川県中郡二宮町）

関節包をピンポイントで矯正する独自の技術
「患者さんファースト」を掲げる腰痛治療の匠

「患者さんファースト」な慢性腰痛専門院

神奈川県の湘南エリアにある二宮町で、慢性・難治性腰痛治療のスペシャリストが、予約殺到の慢性腰痛専門治療院を営んでいるのをご存じだろうか。

『湘南にのみや美海整体院』の片山直幸総院長は、施術歴20年以上、延べ19万人の治療実績を持つ柔道整復師だ。以前は治療院激戦区の横浜市で一日の来院者数100名以上の接骨院の院長を務め、支店を12院に増やし、後進を多数育てた。施術家の技術とモラルの向上を目指した全国講演や、自ら立ち上げた日本腰痛治療協会の代表理事としての活動にも取り組んでいる。

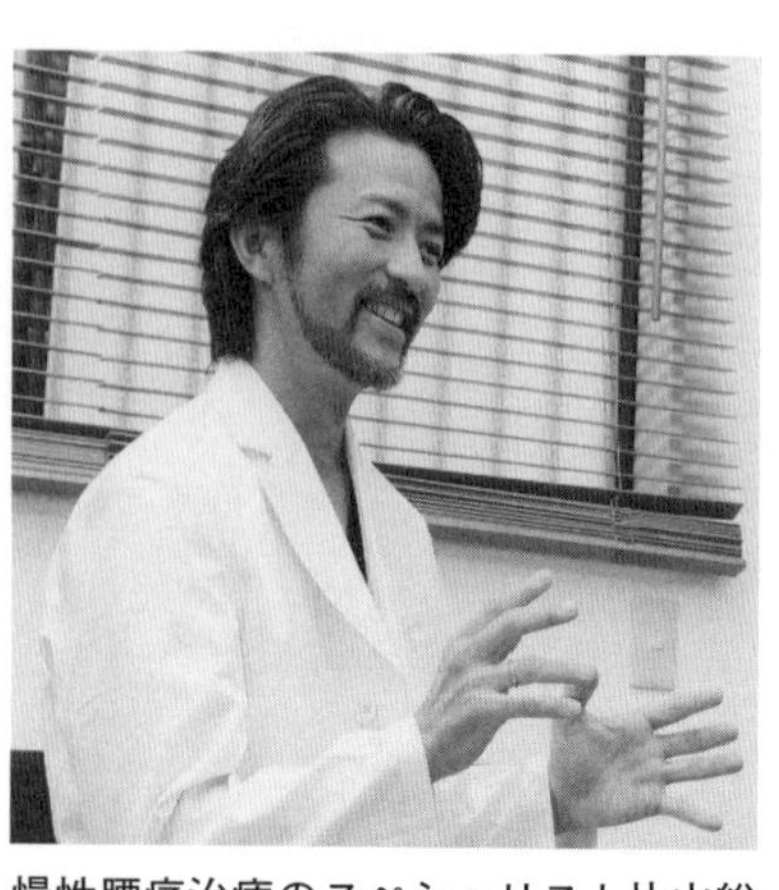

慢性腰痛治療のスペシャリスト片山総院長

このカリスマ施術家が、40歳のときに心機一転、慢性腰痛に特化した新たな治療院を二宮町に開いたのは、今から6年前のこと。なぜ、慢性腰痛に絞って開業したのか、動機を聞いた。

「腰痛は最も多い疾患であるにもかかわらず、確かな治療法が確立されておりません。腰痛を治すことで多くの患者さんの未来を変えることができるのではないか、と考え研究を始めました」

片山総院長は、「人を治したい」「治すことを極めたい」という思いが強い。20歳で鍼灸接骨院に入ったときから「施術の名人になる」ため修業に励んだ。24歳で柔道整復師の免許を取ると、2、3年ごとに名高い治療院に移って腕を磨いた。患者さんのためになることは何か常に工夫し、最終的にどこの院でも「熱意はわかるが、やりすぎだ」と言われつつ、信頼された。

30歳で院長になってから10年間の横浜時代は、多忙を極めた。午前7時に出勤して翌朝午前2時までほぼ休みなく、多数の施術と、経営管理、人材育成に忙殺されたが、患者さん一人に向き合える時間は10分間ほど。それに多大なジレンマとストレスを感じ、過労も蓄積して体調を崩し入院してしまった。そのとき、今後の生き方や人生を考え、一大決心をしたという。「腰痛治療を極めた治療院を作りたい。そこで患者さん一人一人に時間をかけて痛みを根本から解消することで、末長く人生を支えたい」

こうして開業した『湘南にのみや美海整体院』は、業界の常識破り、異例ずくめの「患者さんファースト」な治療院スタイルを確立し、大人気を博している。

開院当時珍しかった「慢性腰痛専門治療院」の先駆けとなり、一日5名の予約限定の完全プライベートな施術にたっぷり時間をとる。院内は広々として、予約枠や院内動線でもプライバシーが守られる。トイレを含めて非常にクリーンでこまめな消毒も欠かさず、心地よい空調、音、温度、香り、施術後の美味しいお茶でおもてなしする。予約電話のときから懇切丁寧に応対し、患者さんの要望を逐一記録し、施術3日後に電話かLINEでアフターケアを欠かさない。これらはすべて、技術だけでなくホスピタリティでもハイクオリティを約束するため。慢性腰痛は自費診療になるので、2回目以降の価格をぐっと抑えて通院しやすくする配慮もある。

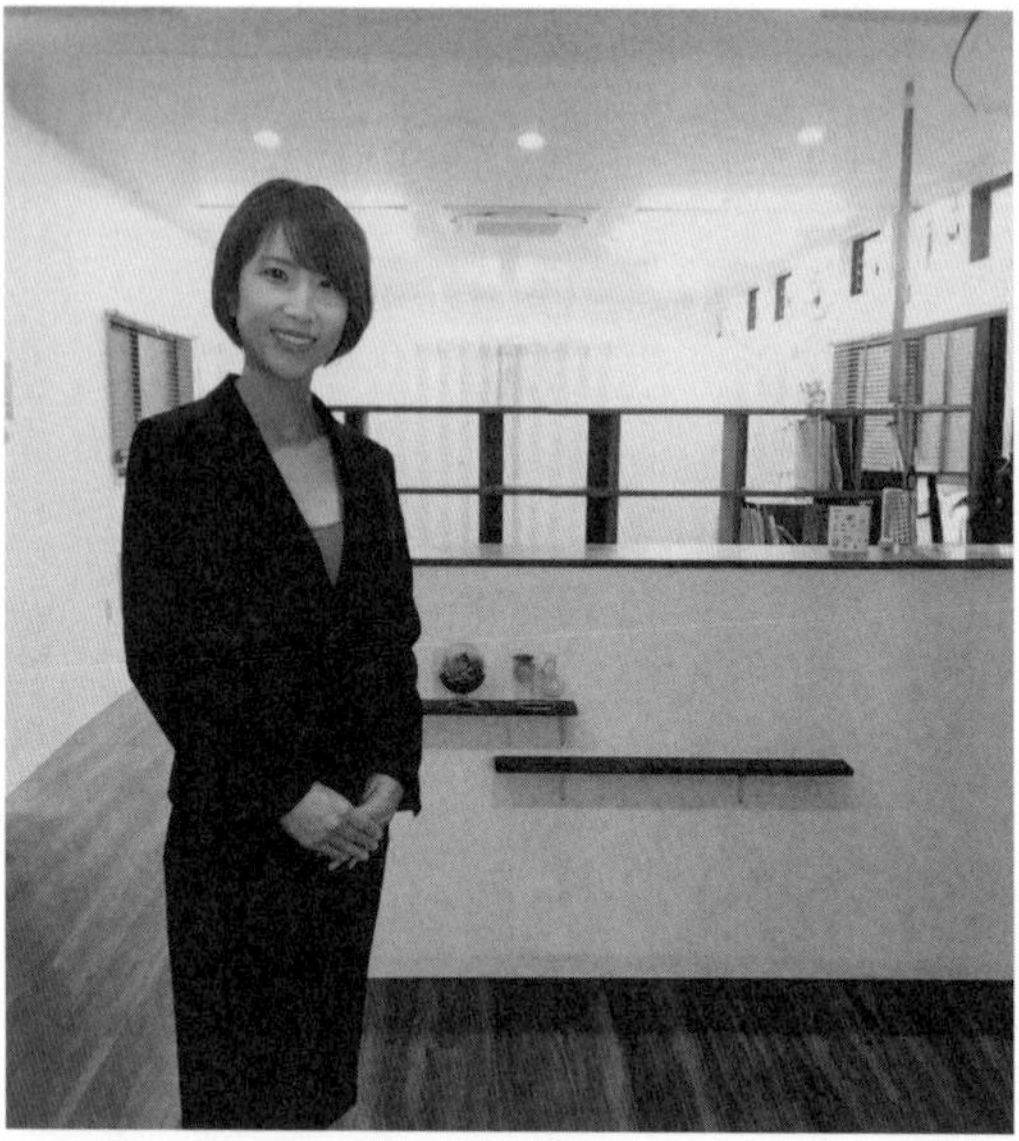

最高のホスピタリティの提供を心がける妻の裕梨さん

こうした治療院のスタイルを作ったのは、総院長の奥様で当院の代表を務める片山裕梨（ゆり）さん。ご本人もリラクゼーションやベビーマッサージを担当する整体師・セラピストである。

「腰痛治療技術とホスピタリティを極めた最高峰の治療院にしたい、と言われたときは驚きましたが、腰痛のつらさを一番近くで見てきた私たちだからこそ、患者さんの心に寄り添った治療院ができるのではないかと考えました。お身体がつらいところに、スタッフの対応などのソフト面で不快な思いをさせることは断じて許されませんから、当院では高いホスピタリティを維持するため、年に数回外部講師を招き、接遇やマナーの徹底を図っております。いくら腕が良くても患者さんへの配慮がなければ安心して通うことはできません。信頼関係を第一に考えた治療院づくりを行った結果、多くの方に訪れていただけるようになりました」

来院する患者さんは、最後の砦としてたどり着いた方が多く、片山総院長はその想いに応えるのが使命だと思っているという。完全プライベート診療のため会話が聞かれる心配もないため、熱心に調べて詳しく質問する患者さんが多いそう。すると、研究熱心で「1聞かれたら15答える」という片山総院長が丁寧に答えてくれる。

「患者さんから、『今までどこの病院でも答えてもらえなかった。面倒臭いと、あしらわれてしまった。でも先生は違う。安心して身体を任せられる』と喜んでいただいています」

現在の通院患者さんは小学生から89歳までで、家族や親戚ぐるみで通う人も多い。横浜や御殿場、首都圏からも通ってくる。公式サイトを見て、北は青森や岩手、西は大阪からも訪れる。距離や費用により通院が難しい人には、「セカンドオピニオンコース」で治療方針やセルフケアの方法を提案することもしている。

慢性腰痛の意外な事実

片山総院長に聞くと、ぎっくり腰、椎間板ヘルニア、坐骨神経痛、産後腰痛、腰椎すべり症、脊柱や脊椎の側湾症、脊柱管狭窄症など、腰痛の原因になる疾患はたくさんある。その多くは、背骨や腰椎、関節の曲がりや変形などにより、末梢神経が圧迫されて痛みが出る。

子どもの腰痛は、側湾症（背骨の曲がりやねじれ）から発症しやすいが、小学生のうちに矯正を始めれば成長につれてほぼ治るという。最近特に力を入れているのが40代からの女性の腰痛。妊娠、出産、仕事、家事、介護など、現代の女性を取り巻く環境は実に過酷であり、そんな目まぐるしく変わるライフスタイルに合わせて人生を伴走していけるよう、妊娠中の腰痛ケアから産後の骨盤矯正、ベビーマッサージ、疲労回復リフレッシュコースなどを用意している。とりわけ5児のママである裕梨さんのケアを通して開発した骨盤矯正は好評を博しており紹介が絶えないそう。

こちらに来る患者さんの8～9割が脊柱管狭窄症だという。どんな治療をしても治らなかった、手術しかないと言われた、手術しても改善しなかった、再発した、という人も多いそうだ。「でも、正真正銘、手術するしかない狭窄症の人はほとんどいらっしゃいません。私から見れば、軽度で、痛みが取れやすい腰痛だったということが、多々ございます。そもそも腰に原因があるとも限らず、足首や他の部分から痛みがきている場合も少なくありません」

片山総院長によると、現代医学では神経圧迫の状態をリアルタイムで検査する技術がまだなく、確定診断が難しいため、こういったことが起こるらしい。

ただ、専門家が見れば軽度でも、本人にとっては深刻だ。片山総院長の優しい口調で心がほぐれ、屈強な男性が泣きながら長年のつらさを告白することもあるそうだ。「心因性腰痛」といってストレスで腰痛が発症し、ひどくなることもあるという。当院では患者さんの心に寄り添うことを第一に、心理カウンセラーの資格を取得してメンタルケアに注力している。

関節包内にアプローチする「KJKテクニック」

慢性腰痛治療のスペシャリスト片山総院長に、ご自身の施術の極意を尋ねると、「まずは痛みの原因が、関節なのか、筋肉なのか、その両方なのか、見極めが大事」という。

「関節だけを動かしてみて、引っかかりが取れて痛みも取れる。または筋肉だけ緩め、損傷が修復されれば痛みが取れる。あるいは関節と筋肉の両方にアプローチしないと痛みが取れない、というように、いろいろなパターンがあります。それを細かくみてまいります」

患者さんそれぞれの痛む動きや痛い箇所を特定し、必要な矯正をピンポイントで行っていく際には、長年の経験と研究で編み出した特殊なテクニックを使う。それを総称して、「ＫＪＫテクニック」というそうだ。「ＫＪＫテクニック」では、「まず痛みを取った上で、また痛まないように本人の意識と身体の使い方を変えていく」ことを目的として、矯正、認知行動療法、運動療法という三本柱を軸に治療を行っている。

「ＫＪＫテクニック」の最大の特徴は、片山総院長の卓越した手技による、矯正にある。そのキーワードは、「関節包内運動」だ。

「ＫＪＫテクニックは、背骨の関節包内運動による関節矯正をベースに行います。関節包とは、関節を包む膜のようなものです。その関節包内だけを、3～5ミリと言われる、肉眼ではほとんどわからない微細な動きで矯正するのが特徴です」

なぜそれが必要なのか尋ねると、こう話してくれた。

「関節にも筋肉にも作用してしまう大きな動きだと、ピンポイントの矯正ができないので、それぞれを区別し、分解して治療に組み込む必要があるからです。関節も、関節包の中の動きなのか、外の動きなのかを区別することがとても大切なのです」

施術の手順としては、まず関節包内だけの矯正を行った後で、関節全体の矯正をする。さらに、その周りの固縮した筋肉を緩めながら、ボディバランスの調整をミリ単位でしていく。関節や筋肉の痛みを取るために、必要に応じて超音波治療器の高速度ミクロマッサージや温熱療

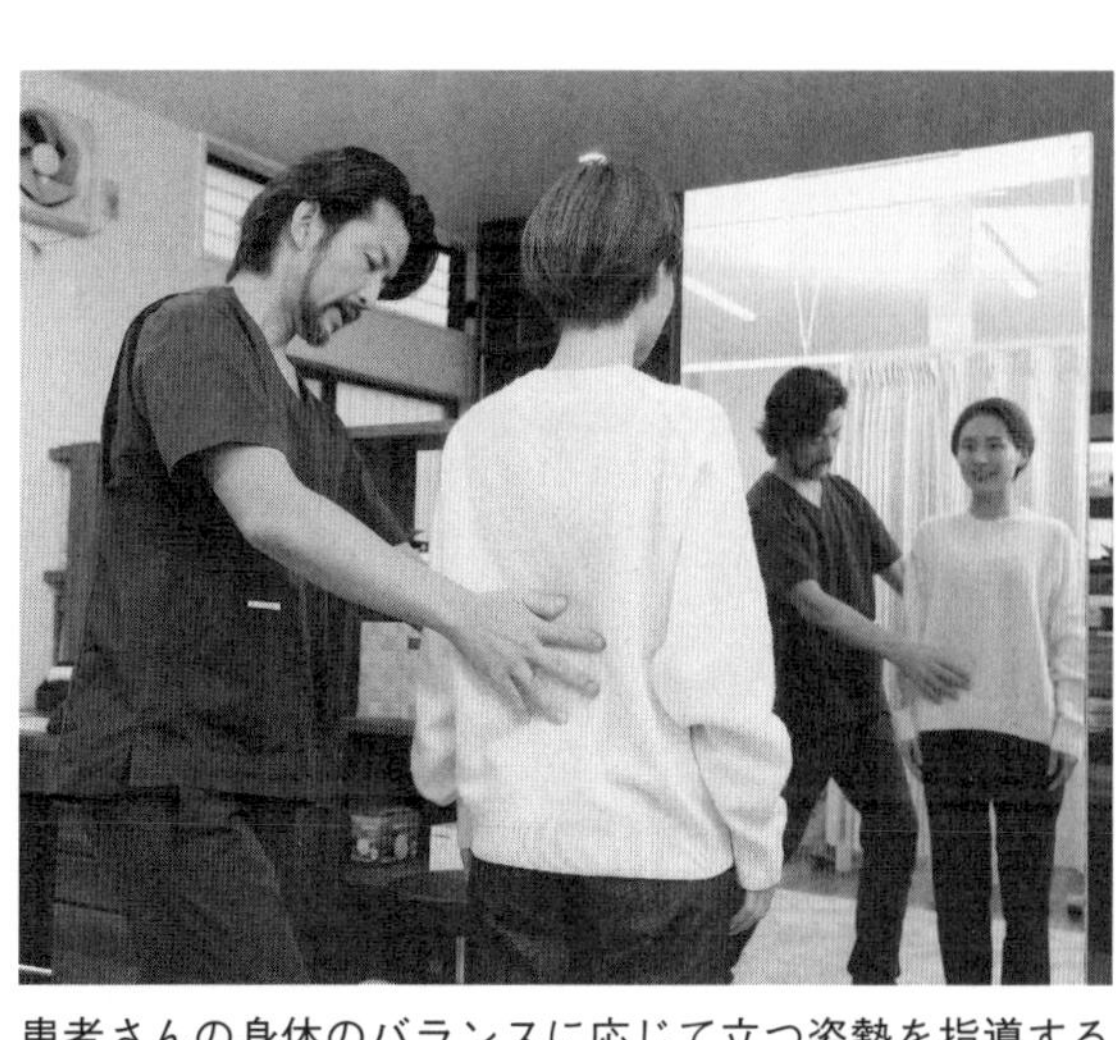

患者さんの身体のバランスに応じて立つ姿勢を指導する片山総院長

法などさまざまな方法を併用しながら、深いところまでアプローチして治りを促進する。

腰痛を治すのに腰周りだけ施術することはなく、上半身、下半身、足首、足の指先、腕まで、患者さんそれぞれに合わせて細かく調整していく。一連の矯正で痛いことはほとんどないそうなので、安心してほしい。

「ここまでやるのですか？　と患者さんに驚かれます。施術をしたら1回起きてもらって動きを見て、またベッドに寝てもらって微調整することの繰り返しです」

片山総院長の手技により関節や筋肉の可動域が広がると、身体が緩む。施術が終わって患者さんが起き上がり、「あれ？　もう痛くない」とビックリするほど速やかに身体が変わる。

ただ、人それぞれのバランスや身体の使い方があるので、それを無理に正すことはしない。

「身体の基本的な動きは、前後・左右回旋・左右側屈の6方向です。私はそれをすべてチェッ

湘南にのみや美海整体院（神奈川県中郡二宮町）

クし、起立時の身体のねじれや、荷重のかけ方の癖を見ます。でも、そのままでバランスがうまく取れているなら、無理に左右均等には致しません。無理に左右均等にすると、人それぞれの重心のバランスが崩れ、荷重が変化し、変なところにかかって痛みが出るからです。その人に合ったバランスで微調整し、その状態で痛みなく動ける身体を徐々に作っていく、ということを致します。ですから、初回でいきなり立ち座りや歩行の姿勢を指導するようなことは致しません」

誰もがアスリート並みにボディバランスがよくなる必要はない。その人のライフスタイルで痛みが出ず、困らない身体にしていくことを重視する。だから、背伸びする、かがむなど、いろいろな日常動作をしてもらいながら、微調整を繰り返すそうだ。

「ＫＪＫテクニック」の第二の柱である認知行動療法とは、患者さんとの丁寧なコミュニケーションを通して、痛みの出ない身体やライフスタイルを自発的に目指してもらうことだそう。

片山総院長は、患者さんの歩き方や姿勢から「筋肉が透けて見える」そうで、身体の使い方の癖も一目でわかる。それを患者さん本人にも理解してもらうことが、腰痛再発防止に必要だという。当院では、全身の映る大きな鏡、等身大の人体骨格標本、タブレットアプリの３Ｄ画像などを使い、骨格や筋肉の動きをレクチャーして理解をうながす。その際、「～してください」「～しないでください」という指導はしない。丁寧に説明し、質問に答え、会話しながら理解をうながし、自発的に身体を治す行動をとれるようサポートする。たとえば家事や趣味のスポーツなど、人によって無意識に腰を痛める行動をしてしまっている場合、本人のやりたい気持ち、やりたくない気持ちを尊重しながら、痛みの出ない身体になる方法を一緒にさぐっていく。

第三の柱である運動療法も、人それぞれのライフスタイルに合わせた身体の使い方指導がメインとなる。一律に何分、何キロウォーキングをする、あるいは腰痛体操を何セットする、といった指導はしない。人によって「オーバーワークだから、少し休んでください」と言うこともある。片山総院長は子どもの頃からサッカーや野球をはじめ多くのスポーツに親しみ、身体の構造や動きにも精通しているので、身体をうまく使えるフォームを何でも教えられるそうだ。

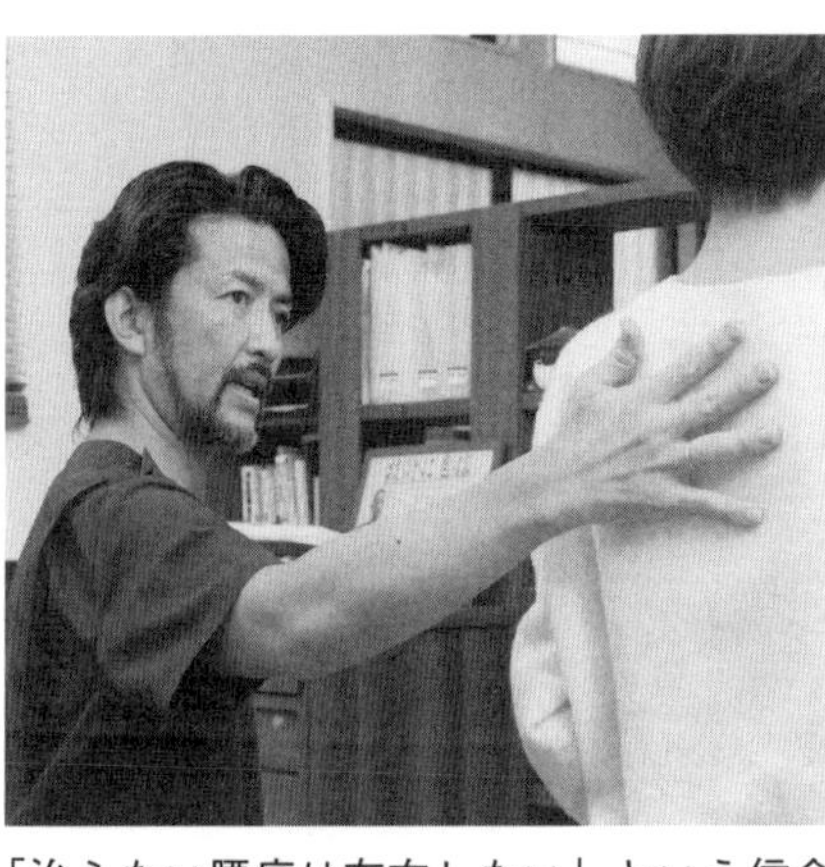

「治らない腰痛は存在しない」という信念のもと、日々、真剣なまなざしで患者さんと向き合っている

治らない腰痛は存在しない

慢性腰痛で悩む人へ、片山総院長から具体的な

アドバイスをいただいた。

「腰痛は不治の病ではありません。整形外科学会のガイドラインにも示されているように原則手術は推奨しておりません。原因を見極め正しい治療と生活習慣の改善を行えばほとんどの場合症状は改善致します。また稀に腰痛ではなく内臓疾患などが見受けられる場合がありますが、信頼できる病院へ紹介状を作成致しますのでご安心ください」

予約枠はすぐ埋まってしまうが、急患枠も各日に確保してあるそうで、電話で問い合わせるといい。また、「お痛みがつらい方に駅から徒歩8分の苦労をしていただきたくない」とのことで、初回に限り最寄りのJR二宮駅からのタクシー代サービスがあるそうだ。

「お身体の不調は心まで蝕みます。つらい痛みを抱え、出口の見えないトンネルを歩むような毎日だったことと思います。でももう大丈夫。治らない原因は痛みの根源を見極める観察眼と、豊富な知識、そして高い腰痛治療技術を持つ治療家に出会うことができていない、ただそれだけのことなのです。治療家である以上、患者さんの症状を改善するのは大前提であり、必然です。治らない腰痛は存在しないと私は思っています。他の医療機関で治療を断られた方や、たくさんの治療院を巡って来た方こそ、私、片山にお任せください」

（取材・文／重松）

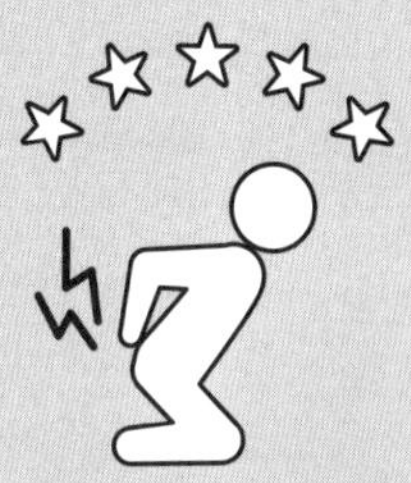

―― 長引く腰痛を改善に導く神ワザ治療院15選 ――

川手健一院長

トロイカ整骨院

（大阪府和泉市）

トムソンベッドとアクチベーターで骨盤を矯正
脳を真っ直ぐにすれば姿勢が整い痛みは消える

運命を変えた1995年1月17日の阪神・淡路大震災

1995年1月17日に発生し、5万人以上もの死傷者を出した阪神・淡路大震災の記憶は今も薄れることはない。多くの人の運命を変えた衝撃の出来事であったが、当時、20歳だった『トロイカ整骨院』の川手健一（かわてけんいち）院長にとっても人生のターニングポイントとなった。

住んでいたのは大阪の堺市だったため、大きな被害はなかったという。ただ、震災から数週間後、電車も西宮駅まで復旧したことから久しぶりに在学していた神戸大学に向かう坂の途中で足を止め、ふと見下ろした神戸の街並みのあまりの変わりように衝撃を受けた。

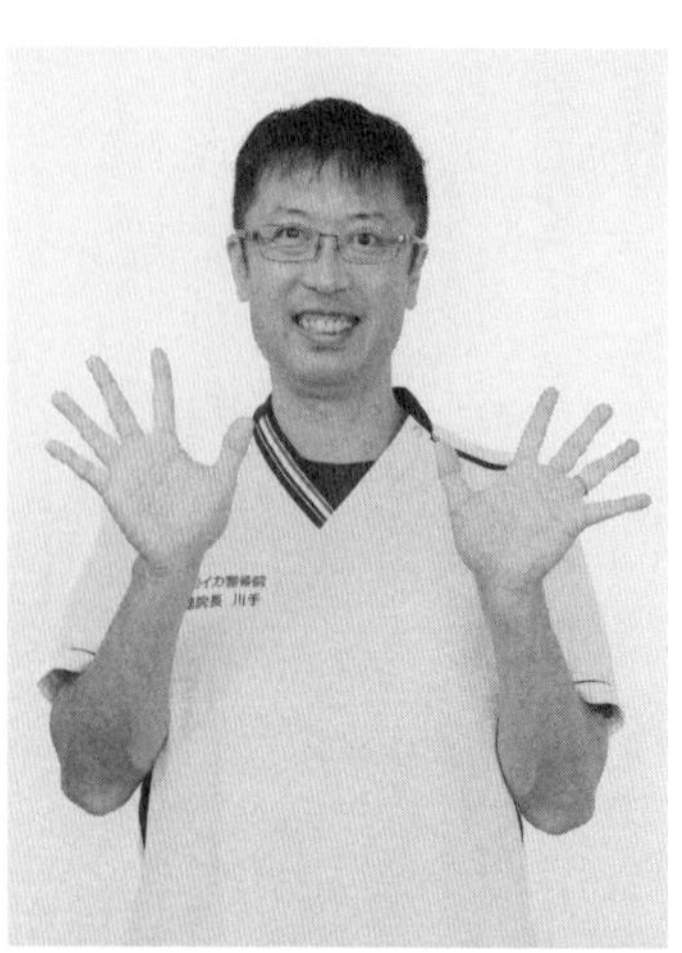

現状に満足せず、常に新しい技術の習得に余念がない川手健一院長

あちこちで建造物が倒れて残骸と瓦礫が散らばり、そこかしこがブルーシートで覆われていた。視界一杯に広がる惨状を目にして、自然と涙が溢れてきた。将来の確たる夢もなく、今では超人気俳優となった演劇部の先輩が若き日に立ち上げた劇団の手伝いをしていた川手院長

だったが、この瞬間、心の中に一つの人生の目的のようなものが生まれる。

「大学は工学部機械科で学んでいましたが、特にエンジニアになりたかったわけでもなかったので、〝本当に自分がやりたいことはなんだろう?〟と、かなりの時間をかけて自問自答しました。考え抜いて出た答えが〝人を健康にしていく仕事がしたい〟ということだったんです」

思い返せば、子供の頃からサッカー少年で、怪我も多かった。そんな時、治療家の先生にお世話になったことを思い出した。そして、自分も治療家になって人を助けてあげようと心に誓い、大学を中退して東洋医学の専門学校に通い始めたのだった。

それからしばらくして、2度目のターニングポイントが訪れる。それが生涯の恩師となった『トロイカ整骨院』二代目院長の小林達矢（こばやしたつや）先生との出会いである。専門学校卒業後に働き始めた整形外科の労働環境が過酷過ぎるために転職を考えていた川手院長は、就職雑誌で見かけた大阪の泉大津にある『トロイカ整骨院』を訪ねる。見学のつもりだったが、なぜか小林院長に気に入られ、「今すぐ病院を辞めてうちに来い!」と言われたのである。

その日から真の意味での川手院長の治療家人生が始まったといっても過言ではない。カイロプラクティックをベースにした小林先生の施術を川手院長は間近で学び、「これからは世界進出!」を標榜する小林先生に代わって泉大津店の院長を任され、最終的に泉大津店を買い取る形で独立した。現在は泉大津店の他、和泉中央店、第3号店も堺市にオープン間近である。

その後、小林先生は志半ばにして49歳の働き盛りでがんのために惜しくもこの世を去る。だが、川手院長は悲しみを乗り越え、小林先生の遺志を胸に深く刻み、『トロイカ整骨院』という名前に誇りを持って痛みに苦しむ患者さんのために日夜、精進している。

「小林先生のお父様に始まり、先生の跡を僕が継いだので3代目のつもりでいます。先生には2号店（和泉中央店）のオープンを見て欲しかったんですけどね」と残念そうな川手院長。

まずはトムソンベッドで土台となる骨盤を矯正する

『トロイカ整骨院和泉中央店』は、大阪府の堺市と和泉市を結ぶ泉北(せんぼく)高速鉄道の一方の終点・和泉中央駅から路線バスに乗って10分ほどのところにある。

駐車場が非常に広く平屋建てなのはコンビニの跡地を改装したからとのこと。中に入るとベッドが10床ほどあり、いずれも若いスタッフが患者さんに施術していた。

院内にはガシャン！　ガシャン！　と、トムソンベッドで骨格を矯正する音が響いている。

これまで小林先生の教えをベースに、その後、いろいろなセミナーや研修会などに参加して学んだ技術をミックスしていきながら現在の施術法に至ったという川手院長。今も研鑽の手を休めることなく、各地のセミナーに参加したり、あるいは独自の技術を持つ達人治療家を招い

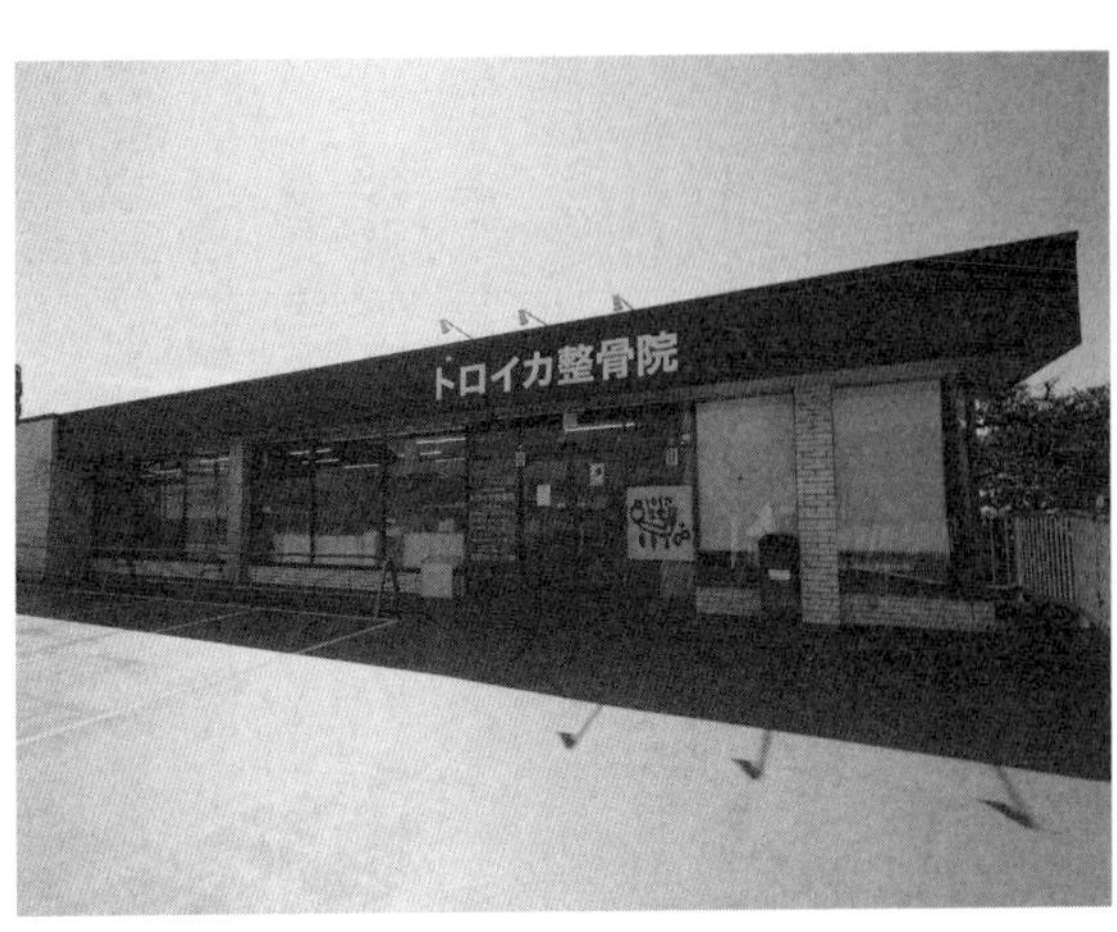

車が10台以上も停められる広い駐車場があるので、通院も安心の和泉中央店

たりするなどして自身とスタッフのレベルアップを重ねている。

そんな川手院長率いる『トロイカ整骨院』の施術の大きな柱は、骨盤矯正である。

「腰痛は骨盤のゆがみが原因だと考えています。骨盤は身体を支える要というか、土台です。家と同じで土台が傾いていると支える力が弱まり、支えきれなくなると倒れてしまいます。ゆがんだ身体を支えるためには余分な筋肉を使うわけで、ただ立っているだけ、座っているだけであっても筋肉はバーベルを持ち上げるように踏ん張っていないといけません。その分、負担がかかり、疲労してだるくなって、限界を超えると痛みが出てくるのです」

痛みを和らげたいと人は整体院に足を運び、筋肉をマッサージしてもらう。確かに筋肉を緩めることはできるので痛みが取れて一時的に楽になる。だが、根本となるゆがみは変わらないため、またすぐ筋肉に負担がかかり、痛みが再発する。

結局、土台になっている骨盤を正しい位置に戻さない限り、痛みとはさよならできない。逆に、骨で身体を支えられるようになれば筋肉に大きな負担がかからなくなるので、余分な緊張が取れる。そこから先は手技やハイボルテージという特殊な電気治療器を使用し、深部の筋肉を緩めることで再発しにくくなる身体に近付ける仕組みだという。

この治療法で慢性腰痛のみならず、ぎっくり腰で来院時は一人で歩けなかった患者さんも歩いて帰れるようになるし、ヘルニアにも効果的だという。

「はみ出たヘルニアそのものを治すわけではありませんが、骨盤矯正を行い、骨で自分の身体を支えられる状態に戻してあげることで筋肉にかかる負担は軽減される。その結果、痛みは軽減されます」

そのため川手院長の治療は、骨盤がどういう形にゆがんでいるかを探るところから始まる。まずは問診で、患者さんの仕事や生活環境などの背景を確認し、立った時、座った時、歩いた時など、どんな時に痛みが出るかを丁寧に尋ねる。その後、ベッドに寝てもらい力を抜いてリラックスした状態の患者さんを触診して、骨盤の位置をチェックする。

チェックするポイントは、まず、上後腸骨棘（じょうこうちょうこつきょく）と呼ばれる部分である。おしり側から骨盤を触ると、左右に2カ所、骨が張りだした部分がある。そこが上後腸骨棘で、高度な触診法に

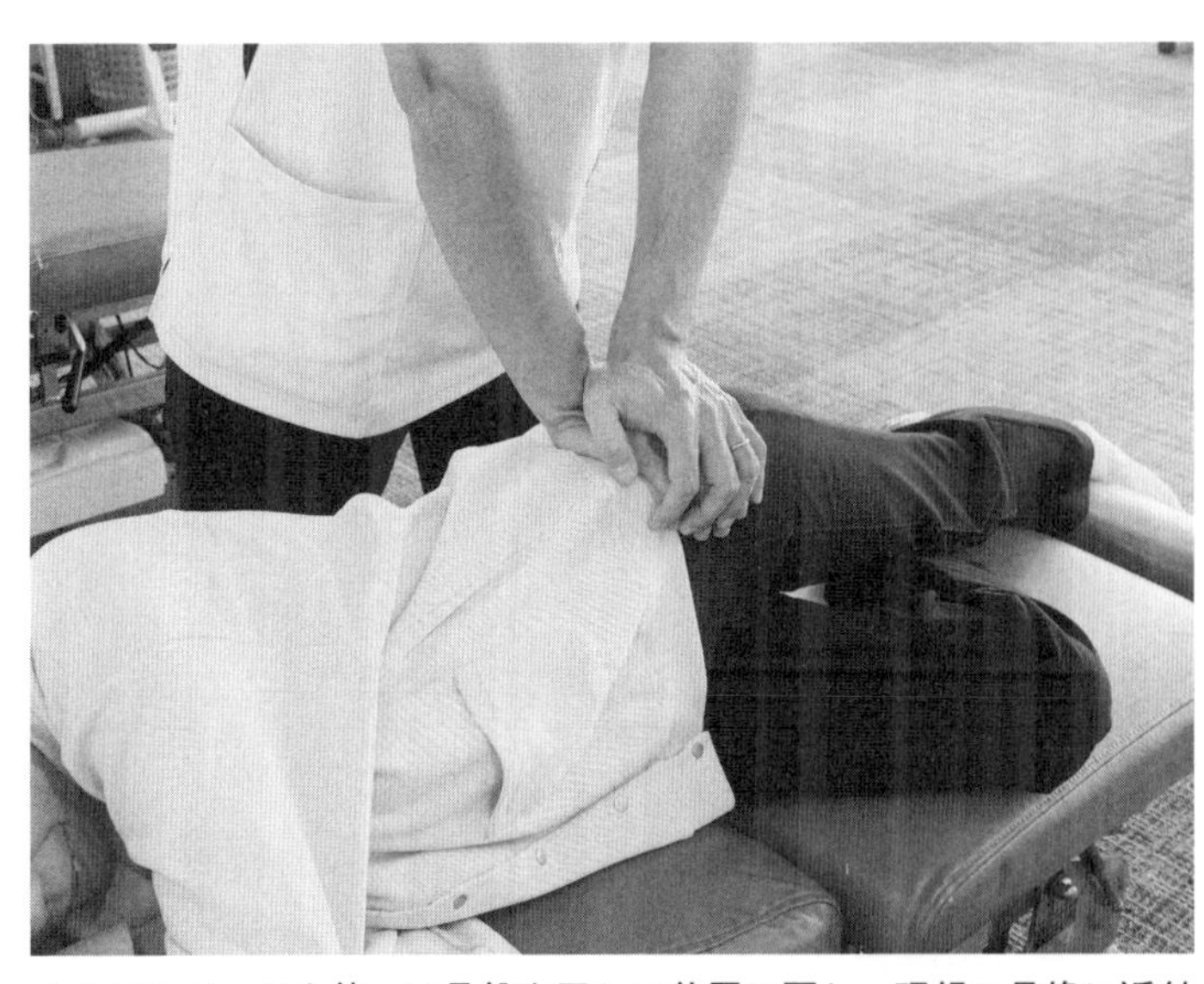

トムソンベッドを使って骨盤を正しい位置に戻し、理想の骨格に近付ける

よって左右の高さの違いと形状を見る。同様に、腸骨稜（ちょうこつりょう）と呼ばれる骨盤の両側の上端部分の高さ、さらに腸骨稜の前端部分にある上前腸骨棘、そして、座骨結節と呼ばれる骨盤の両側の最下部の突起部分など骨盤周りの骨の位置を確認する。

骨盤のそれぞれの骨が、前方、後方、上方、下方の四つの軸でどうゆがんでいるかを見極めていくというわけだ。同時に両脚の長さの違いなども調べながら、骨盤がどういう風に変位しているかを確認して、正しい方向に矯正していく。

「骨盤のいろいろな骨の、右側が上がっているとか、左側が上がっているとか、前に入ってるとか、後ろに入っているとか、その複合で斜めになっているとか、さまざまなパターンがあるんですけど、その形状をまずはチェックします。その後、〝ドロップ〟と言って、トムソンベッドで正しい方向にガシャンっていう風な形で圧をかけることでゆがんだ骨盤を正しい方向に戻していきます。大きな音はしますけど、衝撃はそんなにあるわけじゃないんです」

痛くないのは事実で、実際に記者も過去にトムソンベッドを体験したことがあるが、〝ガシャン！〟という大きな音の割に痛みはほぼ感じないからご安心していただきたい。

パズルを解くように骨盤を正しい位置に動かしていく

そして、川手院長のもう一つの〝武器〟がアクチベーターと呼ばれる器具である。バネの力を応用した振動器具で、次ページの写真を見るとお分かりになると思うが、首や背中、骨盤など骨のゆがんでいる部分の先端部分（棘突起）、いわゆる〝キワ〟にアクチベーターを当てて、引き鉄を引くように正しい方向と角度でパチンと衝撃波を送ると、骨が正しい位置に動く。「衝撃度は少ないですし、安心・安全なのでカイロプラクティックの本場であり、訴訟大国のアメリカでは最も普及しているテクニックです」と川手院長。

記者も試しに掌にアクチベーターを打ってもらったところ、瞬間的な衝撃はほとんどなく、

料金受取人払郵便

新宿局承認

2524

差出有効期間
2025年3月
31日まで

（切手不要）

郵便はがき

160-8791

141

東京都新宿区新宿1－10－1

(株)文芸社

愛読者カード係 行

ふりがな お名前		明治 大正 昭和 平成 年生 歳
ふりがな ご住所	□□□-□□□□	性別 男・女
お電話 番 号	（書籍ご注文の際に必要です）	ご職業
E-mail		
ご購読雑誌(複数可)		ご購読新聞 新聞

最近読んでおもしろかった本や今後、とりあげてほしいテーマをお教えください。

ご自分の研究成果や経験、お考え等を出版してみたいというお気持ちはありますか。

ある　　ない　　内容・テーマ（　　　　　　　　　　　　）

現在完成した作品をお持ちですか。

ある　　ない　　ジャンル・原稿量（　　　　　　　　　　　　）

書　名			
お買上 書　店	都道　　　市区 府県　　　郡	書店名	書店
		ご購入日	年　　月　　日

本書をどこでお知りになりましたか?

1.書店店頭　2.知人にすすめられて　3.インターネット(サイト名　　)

4.DMハガキ　5.広告、記事を見て(新聞、雑誌名　　)

上の質問に関連して、ご購入の決め手となったのは?

1.タイトル　2.著者　3.内容　4.カバーデザイン　5.帯

その他ご自由にお書きください。

(　　)

本書についてのご意見、ご感想をお聞かせください。

①内容について

②カバー、タイトル、帯について

弊社Webサイトからもご意見、ご感想をお寄せいただけます。

ご協力ありがとうございました。

※お寄せいただいたご意見、ご感想は新聞広告等で匿名にて使わせていただくことがあります。

※お客様の個人情報は、小社からの連絡のみに使用します。社外に提供することは一切ありません。

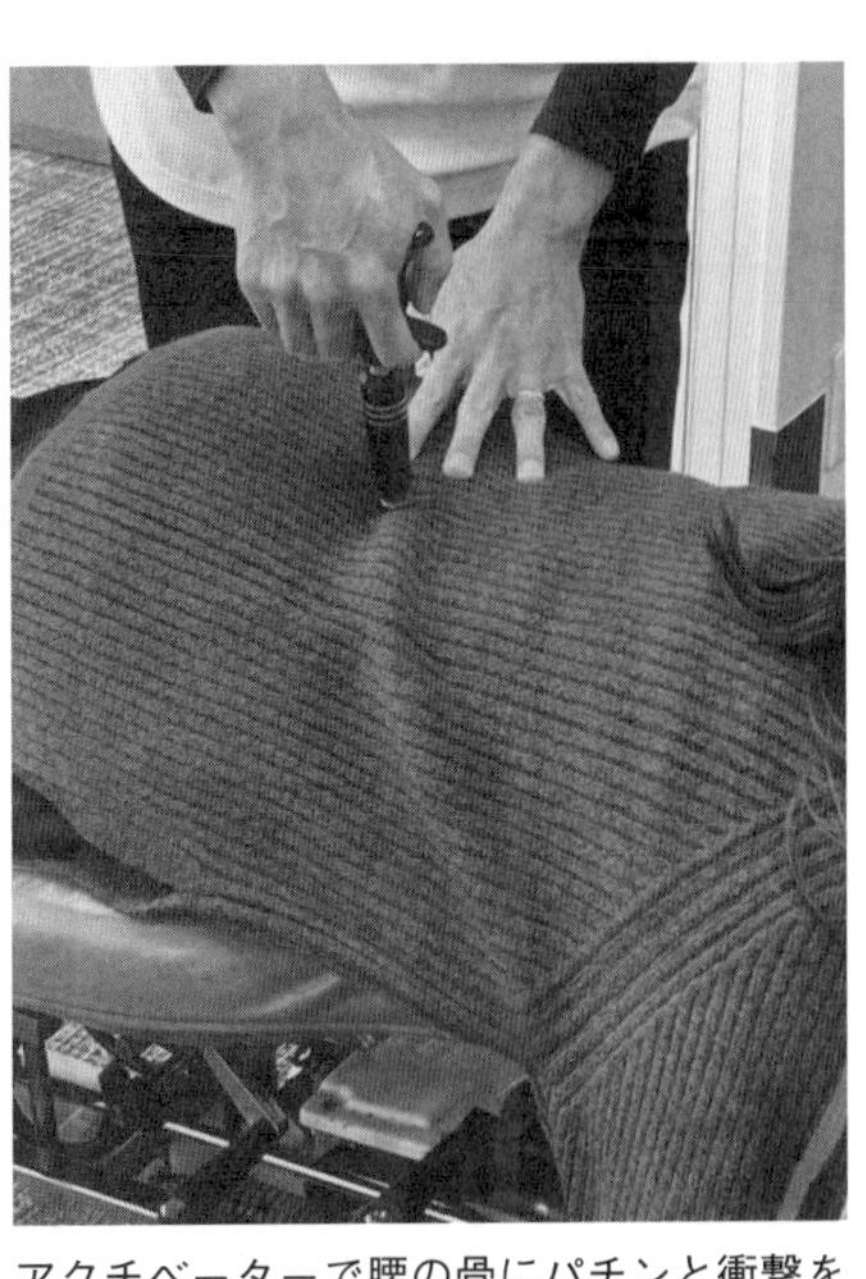
アクチベーターで腰の骨にパチンと衝撃を与えて動かしていく

逆に言えばこれだけで効果があるのだろうかという疑問を持った。しかし、その後もしばらくの間、小さな振動を感じたことから何らかの効果が持続しているのを実感した。

仕組みとしては、パチンとした瞬間の衝撃波の周波数で骨を動かすだけでなく、骨と骨の間にある感覚受容器に刺激が伝わることで異常をきたしていた感覚受容器も正常に戻るという。感覚受容器は身体のバランスを保つための正しい信号を受信する、いわばサーバーみたいなところなので、そこがリセットされることで骨が矯正されるとのことだ。

「腰痛であれば腰の骨が5個あって、仮に4番目が右に曲がっている状態であれば、ゆがんでいる側と逆の部分に先端を当て、その衝撃で直す時もあれば、違う方向から当てて直す時もあります。骨を触って、今はこうなっている、全体のバランスを見てここはこうなっているからここに打つとこうなるな、ここが反対にゆがんでるからここ動かすとこうなるなと、まさに患者さん一人ひとり違う骨のパズルを解いているような感じです」

患者さんの骨の状態やゆがみ方はさまざまで、結局、人間がいかにゆがんだ身体をしているかが根本原因でもある。その点で、骨盤のゆがみを治せば身体は良くなるという非常にシンプルな理論でもある。骨盤以外の原因であるヘルニアや座骨神経痛なども、神経が圧迫されているから痛みやしびれが出るわけで、骨盤のゆがみを治せば痛みやしびれは解消されるという。ただし、何回か治療してどうしても取れない場合は病院で検査を受けてもらうことを勧めている。

ただ、その一方で患者さんの数だけあるパズルの正解＝理想の骨格にたどり着くのは至難の業とも思えるが、そこは川手院長の経験に基づく神ワザで、最短時間で最適解を導き出していく。こうして最適解を得て万事解決と思いきや、実はそうではない。真の最適解はその先にあるという。

川手院長の最終的な解は、脳、つまり頭蓋骨を真っ直ぐにすることだ。

最終的には脳を真っ直ぐにすることで腰痛を解消する！

「人間の身体は脳が傾いている状態だからおかしくなるんです。例えば、長い間、骨盤が右に傾いていた状態になっていると、そのままでは不自然なので脳の補正機能が働き、いつの間にかくの字のように身体が曲がってしまうわけです。自分では真っ直ぐ立っているつもりでも、人に言われて曲がっているのに気づくことってあるでしょう。曲がり方は千差万別で。そうした患者さんの全体像を見ながら、トムソンベッドを使ったり、アクチベーターを使ったりして、こっちからこう戻す、あっちからこう戻すとパズルの正解を見極めながら治療します」

脳を真っ直ぐな位置に戻すことで神経伝達がほぼ100パーセントに近い状態でできるようになり、脳からの指令が正常に伝わるようになると身体の各部は正常な働きを取り戻す。実際、理想の骨格を取り戻して、首の骨がフラットになると腰痛の治りも早いという。

ただし、日常の姿勢の癖だったり、今までゆがんできた癖が身体に染み付いているため、どうしても時間が経つと、じわじわと同じパターンでまたゆがんでくる。脳にすれば今までの状態が普通＝正常だったのだから、真に正常な形に戻しても、脳は誤ってそれをゆがみと認識してしまい、逆補正されてまたまたゆがんでしまうという仕組みだと川手院長は説く。

「歯列矯正と一緒で、ワイヤーで強制的に〝正しい位置はここです〟ってしたら、だんだんそこになじんでくるみたいに、ゆがんだら戻して、ゆがんだら戻してとやっていくうちに真っ直ぐに慣れてくる形です。痛みがひどい方でも2カ月、だいたい10回ぐらい矯正を受けていただいたらかなり改善はします。腰痛ってやっぱりしんどいから、まだいける、いけると思わず早めに頼っていただいた方がひどくならずに済みますし、治すのも短い時間で済みます」

――ただし、それでうまく治れば〝慢性〟にはならないわけで、慢性腰痛の慢性たる所以がそこにある。一番大きな問題は、脳が真っ直ぐで理想の骨格を取り戻した後にある。

脳を真っ直ぐにして土台となる骨盤を正しい形に戻しても、以前と変わらない姿勢や生活習慣を続けていては痛みは必ず再発する。誰しも痛みと無縁になりたいと思っていても、必ずしも正しい姿勢をずっと続けられるような意思の強い人間ばかりではない。その結果、筋肉に負担がかかってぎっくり腰になるようなケースもある。

その点で、『トロイカ整骨院』では1カ月に1回は、ゆがんでしまった骨格を戻すメンテナンスをするための来院を提案している。

「腰って月に要って書きますけど、つまり、要＝土台なんですよ。土台を安定させれば、その後の人生が大きく変わると思います」

身体の〝要〟が楽になれば、好きなことができて楽しい人生が送れる。痛みを我慢する前に『トロイカ整骨院』を訪ねてみれば、それがあなたのターニングポイントになるかもしれない。

（取材・文／萩原）

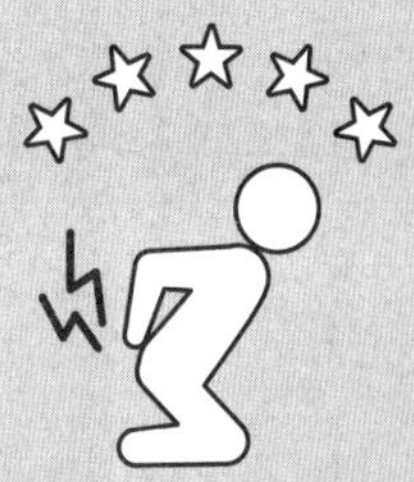

—— 長引く腰痛を改善に導く神ワザ治療院15選 ——

西村徳啓院長
西村バランス治療院
（東京都江東区）

ストレスのないソフトな施術で全身バランスを調整
腰への負担を軽減し、痛みが再発しない身体を作る

全身のバランスを調整することで腰への負担を減らす

東京メトロ東西線の木場駅から徒歩6分。1番出口から沢海橋を渡り、永代通りの東陽三丁目交差点で大門通りへ入り、都バス「東陽五丁目」バス停まで直進すると『西村バランス治療院』に到着する。同院は、仕事や育児で忙しい患者さんにも対応したいと、早朝7時から、夜間21時からであっても割り増し料金なしで施術にあたる。

出迎えてくれた西村徳啓院長は「学生時代はすべてサッカーに捧げていました」というスポーツマン。現在はマラソンをライフワークとし、ランナーをはじめスポーツ愛好家の患者さんも多い。大学卒業後、一度は一般企業でＳＥとして働いていたが、仕事に忙殺され身体を壊した経験を経て花谷博幸氏に師事。花谷氏は治療家であり経営と治療術の業界最大の研究会を主宰し、全国の治療家に講演、技術指導

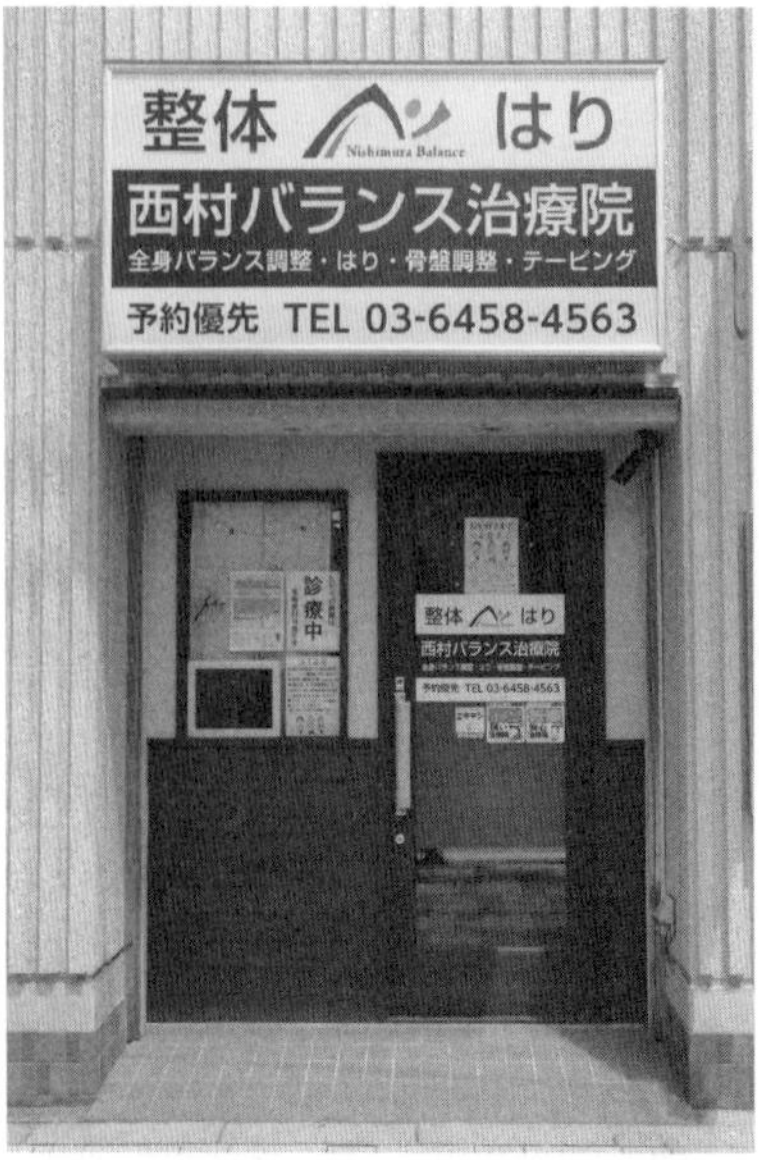

都バス「東陽五丁目」バス停の目の前に立つ『西村バランス治療院』

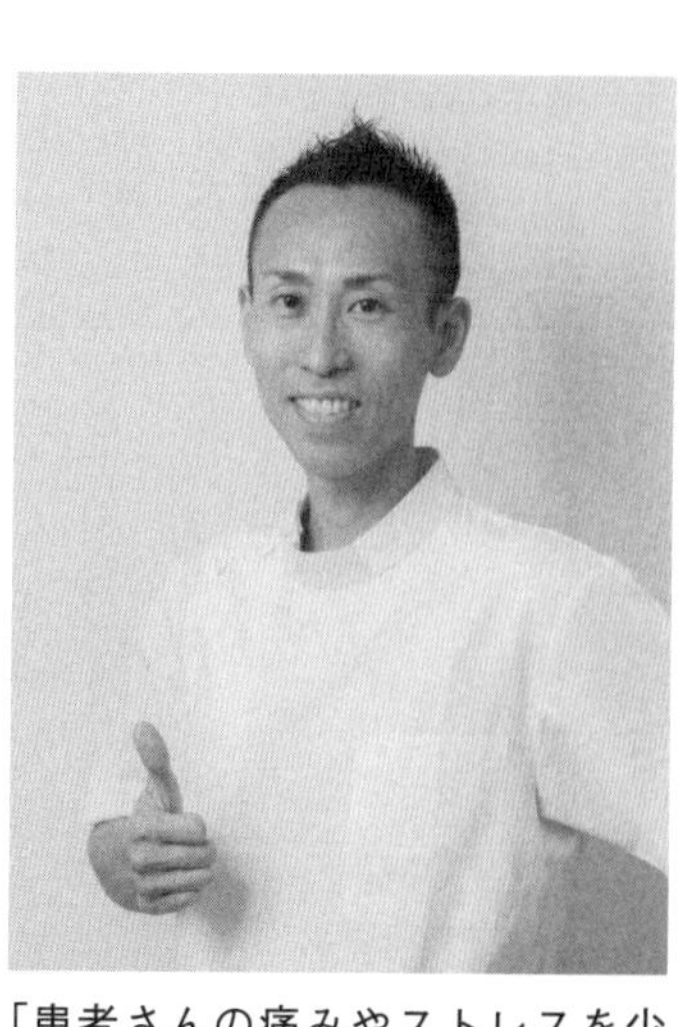

「患者さんの痛みやストレスを少しでも軽減させたい」と西村徳啓院長

も行う人物だ。直接の二番目の弟子として、花谷氏の治療院に4年間勤務。その後、師匠から独立の話が寄せられ、晴れて2013年に下町情緒が残る現在の木場の地に『西村バランス治療院』を開業することになった。

同院に訪れる腰痛患者さんは、整形外科の治療では思うような症状の改善がみられなかった人もいる。そのほか、病院で手術を勧められたが、「手術には抵抗がある」という患者さん、産前・産後ケア、そして子育て中に腰を痛めた母親も多いという。

整形外科ではレントゲンやMRIといった画像検査によって基本的に治療内容が決まる。また画像を撮る部位についても、患者さんが「腰が痛い」と主張すれば、腰の画像を撮り診断するしかない。しかし、腰以外の部位の異常が腰痛の原因というケースは多いと西村院長。

「患部の画像検査に異常なしと診断された患者さんは、整形外科での処置は対象外となりますので、当院は、そのような患者さんの受け皿的立場でもあると認識しています。ですから、患者さんには、整形外科などの病院と当院とを上手に棲み分け、使い分けて欲しいですね」

腰痛とひと言で言ってもさまざまなものがある。ということは原因も一つに限定することは難しく、同じくさまざまな原因が想定されると、西村院長。

「まずは当院で対応できる範疇の腰痛か、外科的処置（手術、投薬など）を必要とする腰痛かの判別が最重要事項と考えています。そのうえで、腰痛を主訴とする患者さんであっても、腰だけでなく『全身を調整する』ということが当院の大きな特徴であり独自性でもあります」

と語る。言い換えれば、腰部以外の治療によって腰部への負担を減らして症状を改善する、この点が最も重要な治療と考えているということだ。

「腰に過剰に負担をかけている全身のバランスの状態を見極めて、患部の腰に負担がかからない全身状態を作ることで腰痛が解消される。そして、そのことが再発を防ぐ、という考えのもと治療にあたっています」

ただし、人間の身体は本来、千差万別。完全に左右対象で100点満点の状態の人間はほぼいないという。右利き、左利きがあり、スポーツ歴によっては左右均等に身体を使ってこなかった人も多い。また、仕事によっても身体の使い方は異なる。農作業や工場勤務など現場での作業が多い仕事の人もいれば、一日中デスクワークで過ごす仕事もある。このため、西村院長は最初の段階で、「100点満点に身体のバランスを整えようとする必要はない」ということを患者さんに伝えているという。

「来院される患者さんの身体は、いわゆる、30点、40点という赤点状態の方がほとんどです。そういう状況の身体を70点、80点ぐらいまで点数を上げることができれば、基本的に腰の痛みや、付随する足の痺れなどの症状はなくなり、快適に過ごすことができます。ですから、『まずは赤点を突破し、80点ぐらいの身体になることを目指していきましょう』とお伝えしてから治療を進めていきます」

「関節圧着」と東洋医学的アプローチで根治を目指す

前述の通り、同院での治療は、すべての患者さんに対して、身体のゆがみを把握したあとに、全身のバランスを調整していくことが基本となる。そして都内では同院でしか受けられない治療スタイルで治療に当たる。

「各関節を一度抜いてきれいに入れなおす『関節圧着』と、経穴・経絡にアプローチする東洋医学的な考え方を取り入れた根本治療法が大きな特徴です。これらは、無駄な痛みを極力排除した非常にソフトな刺激の整体方法です」

整体というとバキバキと音を鳴らすイメージを持つ人もいるが、必要以上に関節を鳴らすと関節がゆるくなり、安定性が損なわれる可能性も否めないという。また、「痛いかも」「怖いかも」という恐怖心を持ったまま施術を受けると、患者さんは身構えてしまい身体全体に力みやストレスが生じて、かえって症状が悪化する可能性もある。同院ではノンストレスのリラックス状態で治療を受けてもらいたいとの思いから、現在の治療スタイルに進化したと説明する。

施術時間は、整体で15分前後、鍼灸治療で10分前後、整体と鍼灸治療で25分から30分と短い。これも強すぎる刺激や長すぎる施術は、かえって患者さんにとって心身のストレスになるとの考えから、短時間で的確な手技で治療にあたっている。

「関節圧着」の治療では、胸肋関節、股関節、膝関節、足関節、肩関節、肘関節、手関節、仙腸関節、頸椎、胸椎、腰椎といった主要な全身の関節、約20カ所を安全に、そして的確に調整していく。

また、全身の状態に重要な影響を与える「膝窩（しっか）」と「胸部」に着目した施術も行う。膝窩はひざの裏にあり、膝窩動静脈、坐骨神経（脛骨神経、総腓骨神経）のある重要な部位だ。東洋医学的にも委中（いちゅう）という経穴があるため、腰痛や背中の痛みに対して効果が期待できる。

「膝窩の硬さや痛みなどの緊張を緩和させ、足腰の血流とリンパ液の流れをよくすることで、腰痛をはじめ足腰の筋疲労の軽減や足腰の冷え・むくみの軽減・改善につながります。また、胸部（小胸筋、大胸筋、デコルテ）は、全身のリンパ液が流れ着く終着点、出口としても重要な部位です。胸部の状態の改善は深い呼吸につながり、体内の酸素不足の解消が期待できます」

このほか、患者さんの身体の状態に合わせて、バランス調整整体は、全身すべての部位が治療対象となっている。

腰痛の表面化する痛みや痺れは枝葉に過ぎない

心と身体は切り離せないという「心身一如」の考えを重視する西村院長の治療は、まずは丁寧な問診、カウンセリングから始まり、その後、全身のバランスチェックが行われる。患者さんに鏡の前に立ってもらい現在の身体のゆがみの状態（左・右へのねじれ、左・右への傾き、前・後ろへの傾き）を患者さん自身の目で確認してもらう。

「腰痛患者さんの大部分が身体にゆがみが生じています。このゆがみが、腰痛が生じている患部への過剰負担の原因と捉え、治療に当たります」

例えば、右に倒れて右にねじれて前傾している人の場合、その状態のまま生活していれば、その人にとっては楽、ということはままある。逆にその人が正しい姿勢、いわゆるまっすぐな姿勢になると、左の腰周辺の筋肉を収縮させて、右に倒れたがっている本来の身体の傾きを戻し続けなければならないため、左腰周辺には力が入り続けることになる。筋肉を使い続ければ、金属疲労で劣化するのと同様に筋肉も疲れ、硬くなるなど状態は悪くなる。そうなると左腰はおのずと痛くなるしかない、ということだ。さらに左腰の状態が悪くなれば、その周辺の血管や神経も圧迫され、左下半身に冷えや痺れなども出やすくなってくる。

「ただ、患者さん本人は今の身体の状態を理解していません。『右に倒れて、右に捻れて、とてもゆがんでいますよ』とお伝えしても、

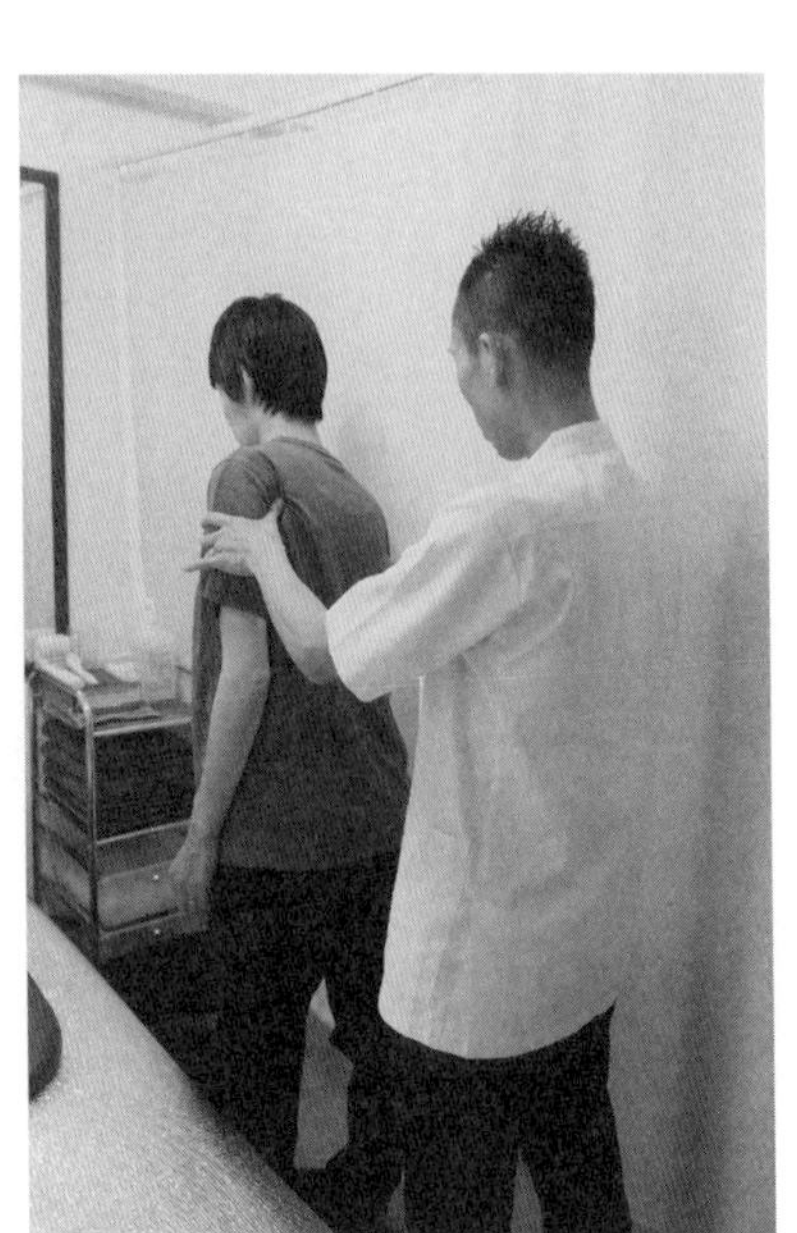

鏡の前で全身のバランスチェック。患者さんの多くは身体のゆがみを認識していない

『えー！』と驚かれる方がほとんどです。ひどくゆがんでいる状態を認識しないまま、無意識に無理をして日常生活を続けているため、痛みが出てくるようになると考えています。さらに、それが慢性化して腰部分が極端に悪くなると、ヘルニアや坐骨神経痛、脊柱管狭窄症なども引き起こされる可能性が出てきます。事故などの突発的な外からの衝撃以外の慢性的な腰痛は、やはり慢性的に身体がゆがんでいる状態が原因で、それが長期化して出てきてしまったというケースが約8割なのではないかと臨床経験上、推察しています」

患者さん自身に今の身体のゆがみなどの状態を把握してもらった後には、うつ伏せになり筋

肉や関節をチェックし、丁寧に調整していく。続けて仰向けになり、身体の前面をチェックし、股関節、足関節、肩関節、肘関節、手関節などの主要な関節を安定した状態に調整する。続けて首の調整に入る。頸椎の調整をすることで、首の横を通る血管（総頸動脈、椎骨動脈）の流れが改善し、頭痛、眼精疲労、肩こりなどは顕著に改善するという。最後に再度、立ち姿勢でバランスの調整をし、鏡を見ながら治療前後の身体の違いを確認してもらう。

「腰痛、肩こり、膝痛などの表面化する痛みは枝葉に過ぎず、原因の根っこは『全身のバランス』状態にあります。症状が出ている局所ではなく、全身のゆがみを徹底的に調整する根本治療が治療方針です」

とはいえ腰、骨盤、股関節は人体において重要な役割を果たしていることは否めない。身体のゆがみも、左右の傾き、捻れについても基本的に腰、骨盤が軸となっており、すべての動きの中心とも言える部位でもある。同院では全身のバランスを調整するのが大前提としながらも「極論ではありますが、これら身体の中心部分をしっかり調整すれば、身体のゆがみが8割程度は改善するケースもあります。つまり、言い換えれば中心部のゆがみが大きくなればなるほど、そのゆがみが全身へと波及し、結果的に腰への負担も大きくなるということです」

重症の腰痛患者さんに対応する骨盤調整の施術メニュー

より重症な腰痛患者さんや、骨盤やその周辺の状態が非常に悪い患者さんに対しての治療について西村院長は、こう説明する。

「腰椎付近の調整は当然として、骨盤と股関節は腰痛における最重要治療対象です。基本メニューにプラスして、オプションではありますが、骨盤調整の施術メニューも用意し、改善に必要であると判断した場合や、より早期に改善させたいと希望する患者さんにはご提供するようにしています」

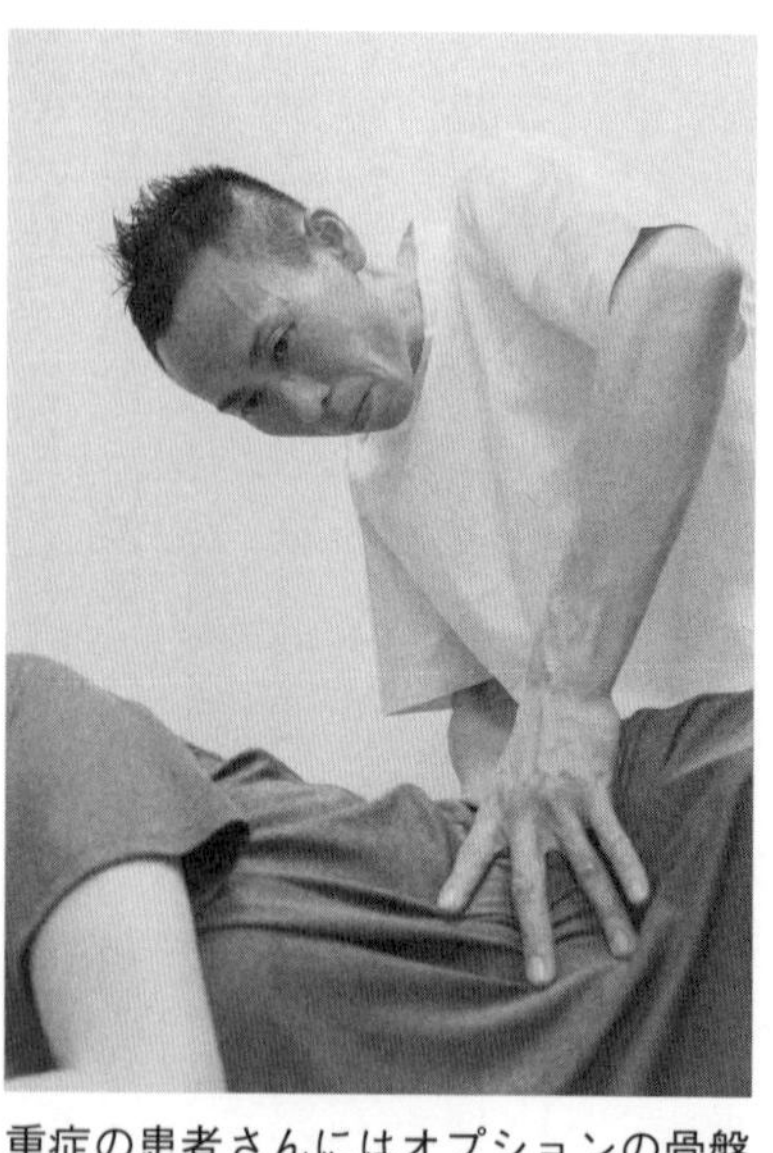

重症の患者さんにはオプションの骨盤調整メニューも用意されている

また、慢性腰痛に対する治療と急性腰痛（ぎっくり腰）に対する治療は明確に区分している。急性腰痛において長時間の施術は、百害あって一利なしという方針で、イメージ的には「3日間連続の短期集中治療で8割改善させる急性腰痛専用の施術」を行う。施術後にはなんと患者さんにその場でジャンプをしてもらうのが恒例だという。西村院長は、「歩くのもやっとだったのに、1回の治療でジャンプまでできるようになる。『治るんだ』というご自身の身体に対する自信と、当院の治療に対する確信を強めるための大切な儀式です」と胸を張る。そのほか部位、症状に応じて、腰痛の改善促進、即時痛みの軽減を目的としたキネシオテーピングを活用している。キネシオテーピングは関節を安定させたり、人工的に筋肉の代替をしてくれるため、痛みの軽減とともに、テープを貼った患部を休ませる役割もあるという。キネシオテーピングは、おおよそ1週間から10日以上も効果が持続する。さらに慢性化していて、筋肉の硬直が強い場合は鍼治療を施すこともある。「慢性腰痛でなかなか治りきらない患者さんへの最後の一押しとして、また患者さんからの希望があれば鍼を使用します。ただし、急性腰痛の場合は、患部に炎症が起こっているため鍼治療は行わないのが基本です」と西村院長。

『何をするか』以前に『誰が治療するのか』を大切に

腰の痛みによって、子育てがつらい、抱っこができない、仕事がスムーズに進められず退職・休職を余儀なくされた、思うように練習や試合でパフォーマンスを発揮できない……。腰痛のせいでやりたいことができずに苦しむ患者さんを目の当たりにしてきた西村院長は、痛みに起因する負のサイクルから抜け出すきっかけを、施術によって作ってあげたいと語る。そして、「治療家ですので腰痛治療ができることは大前提であり、当然のことですが、『何をするか』以前に『誰が治療するのか』を最も大切なことと考えています。『嫌いな人、気に入らない人、信頼できない人からスペシャルな治療を受けても、人は治らない。人は機械ではなく、感情がある生き物。人は技術では治らない。人が治すのだ』。これは私の恩師である花谷師匠の教えでもあります。身体の状態の正確な診断と技術力。それに加えて目の前に来てくださった患者さんとのご縁を感じ、信じ、どのような経緯で、どのような思いで目の前にいらっしゃるのか。この想像力、包容力、人間力といったものを大切にしていきたいと思います。いざという時には『西村先生がいる』という安心感、信頼感から、仕事や日常において、ちょっと無理ができる、頑張れる、踏ん張りがきく、という存在になりたいですね」と笑う。

患者さんのためになることは何なのか、このことを日々模索しながら、人間的成長のためにと、セミナー受講や読書などの自己啓発も欠かさない。患者さんと真摯に向き合い続ける西村院長。「治療をきっかけに患者さんの人生が少しでもよくなることが、治療家として一番うれしい」と語るその言葉の裏には、家族のように大切に、そして親身になって寄り添いながら一緒に治療のゴールを目指す、そんな患者さんへの愛情があった。

（取材・文／松岡）

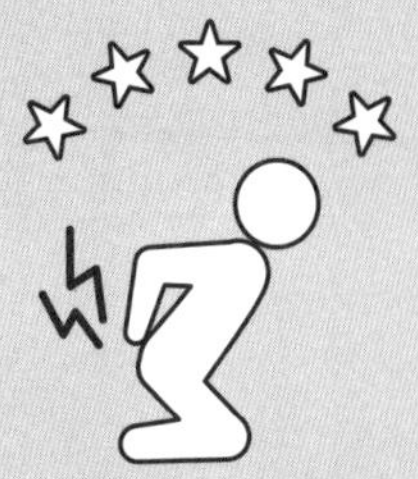

―― 長引く腰痛を改善に導く神ワザ治療院15選 ――

藤井大介院長
府中北口ふじい整骨院
&整体院リライト
（東京都府中市）

足首、肩関節からのゆがみやバランスを調整
重症者には『AKS療法®』の施術で治療

リハビリ科、整形外来での経験から学んだ的確な〝見立て〟

京王線府中駅北口改札を出て、出口6から階段を降りると、けやき並木通りに出る。大国魂神社に続くその通りを北に向かい、寿町一丁目の交差点を左折すると『府中北口ふじい整骨院&整体院リライト』がある。ここまで徒歩約2分。

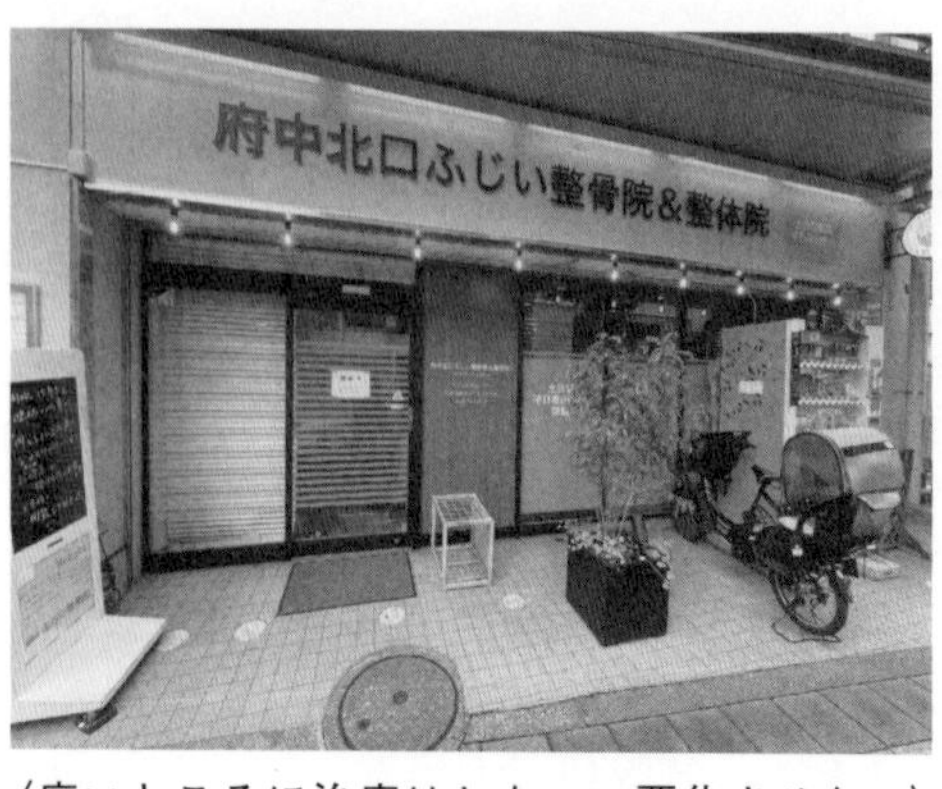

〈痛いところに治療はしない＝悪化させない〉がキャッチフレーズの『府中北口ふじい整骨院&整体院リライト』

同院は腰痛をはじめ膝痛など、特に下半身の調整を得意とする。完全予約制で、土日祝も開院し、20時30分まで受付をするなど、仕事帰りなどにも気軽に立ち寄れる嬉しい治療院だ。患者さんも30～60代の働き盛りが多く、男女比は女性6割、男性4割ぐらいだという。

同院の藤井大介（ふじいだいすけ）院長が治療家の道を進むきっかけとなったのは、実母が重い腰痛になったことだった。入院や痛みを和らげるブロック注射を含めてさまざまな治療やケアを行ったが、なかなかよくなることはなかったという。治らないことから、あっちへ

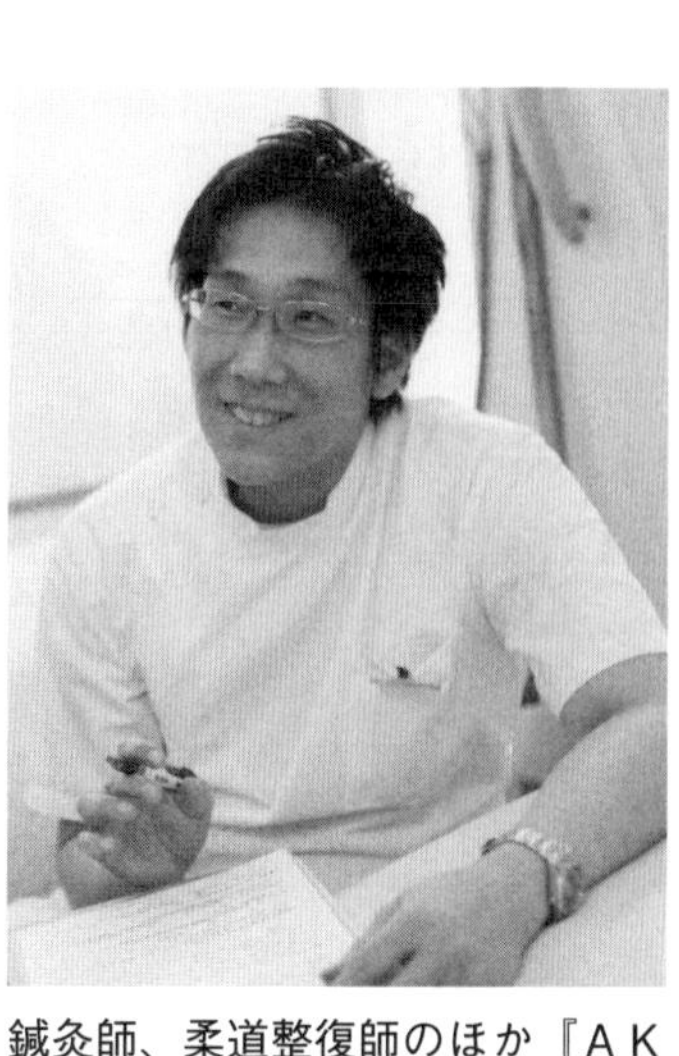

鍼灸師、柔道整復師のほか『AKS療法®』公認療法士でもある藤井大介院長

こっちへとたらい回しのような状況も経験した。当時はまだ素人だった院長ではあるが、実母が少しでも楽になるようにとマッサージをしたこともあったという。

「母が腰痛で苦しんだ時期と私が学校を卒業する時期が重なったこともあり、私自身で母の治療ができるのであれば、と国際鍼灸専門学校に入学したのが始まりでした」

3年間の勉強の末、あんま、マッサージ、指圧師・はり師・灸師の免許を取得した。しかし「自分の知識が足りない」と考えた藤井院長は、鍼灸も行う接骨院で働きながら、夜間に柔道整復師の免許取得のための学校で学んでいる。

その後、大塚北口診療所に入職し、リハビリ科および整形外来で室長としても勤務した。藤井院長にとって、同診療所での経験が現在でも生きているという。

「お世話になった医師の先生がいたのですが、その先生が治療にあたる大部分の患者さんが骨折や脱臼などの重症の方ばかりでした。ですので、そういった患者さんに対しての知識や見立て、そして対応力などが学べたと思っています」

また、交通事故に遭い救急搬送される患者さんも多い診療所だった。重症者に対する応急処置から、骨折などの固定、リハビリの方向性などの一連の流れのすべてを受け持った患者さんに対して藤井院長はメモに残した。

「患者さんがリハビリを通じて、どのようにケガや痛みから回復し、日常生活に戻っていくのかを目の当たりにしました。実際のところまさに〝鬼〟のように忙しい臨床現場で、〝鬼〟のように学んだ時間でした」

と振り返る。当時はチームで回さなければ、対応できない臨床現場だったため、レントゲンやＭＲＩなどの画像も医師とともに見ることが多く、「あくまでも知識としてですが、画像を見て患者さんの状態は理解できるようになっていきました」という。来院される患者さんの見立てについては、「自信を持ってお伝えしている」という院長の言葉は、これらの研鑽、経験が裏づけているようだ。

腰痛を身体のバランスとゆがみの調整で改善

「腰痛の原因は腰ではなく、ほかのところにあります」と藤井院長。同院では『痛いところに治療はしない＝悪化をさせない』をキャッチフレーズに、痛みや不調の原因をカウンセリングや検査で見つけ出し、根本治療を目指す。また再度のケガやこり、痛みが起こりにくい身体作りのために〈身体のゆがみ〉と〈バランス〉を整える治療を行っている。施術をするうえで気をつけているのが、わかりやすい言葉での説明だという。時には絵や模型を使って、患者さんが理解しやすいよう工夫を凝らす。そのほか日常生活でのセルフケアの方法や栄養も含めた生活指導も行っている。

「筋力不足が痛みや不調の原因になっていることはままあります。栄養面でいえば、タンパク質の摂取が少ない人が多いようです。不調がある人の場合、体重の1・5～2倍をかけた数字を目標に、例えば体重が50キロの人であれば、75～100グラムを目安にしてください」

腰痛治療については、痛みがない良い状態を長期間キープさせることをメインに取り組む。院長自身も仕事柄、腰痛の不調を抱え、痺れが出ることもあるため、腰痛患者さんの気持ちは手にとる

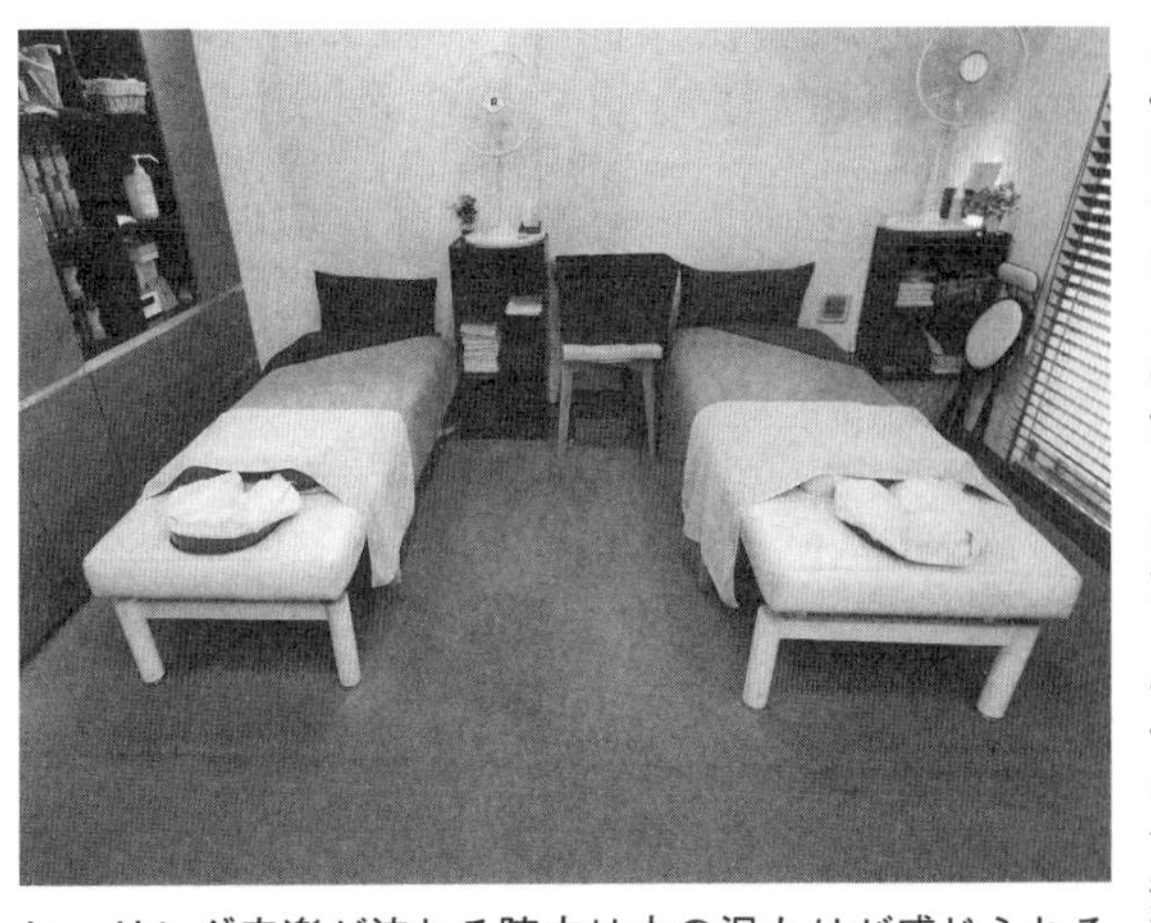

ヒーリング音楽が流れる院内は木の温もりが感じられる患者さんがリラックスできる空間

ようにわかるという。身体のゆがみとバランスを整え、日常の動作や癖の改善をすることが長期間良い状態をキープさせる大前提だ。

「すべては身体のバランス、ゆがみから考えます。ゆがみがあること自体が、身体にとってストレスがかかっている状態です」

まずは身体の足首、膝、股関節、肩関節の可動域などの動きを確認することから治療はスタートする。ここから患者さん一人一人の不調について、どこが原因箇所なのかを突き止める。院長によると、特に顕著なのが足首の異常で、次に肩関節の異常。この2カ所が最も多く、大部分を占めているという。

「足首の場合は、女性で言えば足裏の外側に体重がかかっています。この段階で身体はすでにゆがんでいる状態です。外側に体重がかかっている状態を調整するために、上半身でごまかそうとすると、腰や背中にストレスがかかりやすくなります。本来は大地をしっかり掴むように、足の親指を使えるのが正常な状態です」

足裏の外側に体重がかかってしまう原因には、幼少期からの歩き方の癖、過去に捻挫などのケガをした経験から無意識にそのケガを庇った歩き方をしている、女性であればハイヒールをよく履くなどがある。腰痛持ちの人に顕著なのが靴のソール外側の減りで、これは足裏の外側に体重がかかっている証拠だ。その影響が出るのは腰痛だけでなく人それぞれだという。

また、肩関節の異常は下半身からのねじれが影響する。

「足首など下半身からねじれが起こってくると、筋膜の関係上、肩もねじれてしまいます。すると肩関節の可動域が非常に狭くなったり、左右の可動域のバランスが崩れたり、とさまざまな症状が引き起こされてしまいます。本来、肩関節というのは、可動域がとても広くよく動きますが、身体のゆがみやねじれが起こっている場合、動きが非常に悪くなってしまうのです」

大部分の人間の関節には、それぞれ正常可動域というものがあるため、これを基準に判断する。〝筋膜は全身タイツ〟と説明されるように、筋膜は身体の中のあらゆる場所に張り巡らされている。胸のタイツを引っ張れば、肩や首のタイツも引っ張られ、お腹のタイツを引っ張れば、腰や背中のタイツも引っ張られる、といった具合だ。つまり、身体のいずれかの場所で筋肉の異常が起こると、その筋肉につながる筋膜によって、異常でない筋肉にも弊害が出てくるということだ。痛みや不調の原因を探るためには、やはり身体の先端からチェックする必要が出てくる。これが、藤井院長が足首と肩関節を重視し、特に足首のチェックや調整からスタートしている理由だ。

「足首の調整をするだけで、肩の可動域が広くなるなど、身体が大きく変化する患者さんは多いですね」と藤井院長。

例えば、足首がズレている患者さんに対しては、ズレを戻すなどの調整を行う。また、足裏の外側に体重がかかり、足指が1本1本きちんと使えていない場合は、筋肉自体が減っている可能性が高いため、親指、小指、かかとの三角形で歩けるように治療、指導していく。最終的には、肩関節を含め、全身すべてを確認・調整し、すべてがいい状態、正常な状態に改善した段階で、しっかりそれをキープしていく指導を行っている。

不調や痛みのある箇所を施術しても決して改善はしない

ここからは同院での腰痛治療の流れを簡単に説明していこう。

まずは、記入したカウンセリングシートをもとに、患者さんの問題点などを確認していく。藤井院長いわく、患者さん自身に自分の身体の問題点、いわば〝ダメさ加減〟を認識してもらうことからスタートするということだ。

「患者さんは腰痛を主訴として来院されたとしても、腰以外の例えば、直立時に足の親指を使っていないといった点は、ほとんど認識されていません。ですから、まずは身体の問題点について、一つずつ実際に身体を動かしながら検査をし、自分の身体についてしっかり認識してもらっています」

検査をする際には具体的に、「この動きが悪い人は、この筋肉が硬いですよ」と伝えると、ほぼ100パーセントの割合で指摘した筋肉が硬くなっている。例えば、足首の動きが悪い場合に、背中や腰周りの筋肉が硬くなっているというように、動きが悪い部位の周辺ではなく、離れた場所にもその影響があることを理解してもらう。そして、検査をしながら自身の身体の悪い点を具体的には何点ぐらいかと、点数として認識してもらうという。

「患者さんは、腰が痛いとなると腰だけが悪いと思い込みがちです。そのため他のところには目がいかなくなってしまいます。また、本当に腰が痛い患者さんに対して、腰を揉んだり、触ったりすることは100パーセントありません。これは、不調や痛みを絶対悪化させないという理由からです。捻挫などの場合は触ることはありますが、それ以外は直接、不調や痛みのある箇所を施術して悪くなることはあっても、決して改善はしません」

検査の後には患者さんの来院時の状況を説明し、患者さん一人ひとりの症状に応じた施術へと進んでいく。

「背骨の調節なども行いますが、身体のズレやゆがみを調整し、結果として、正常な身体を取り戻せるように施術していきます。患者さん自身の自然治癒力を上げ、筋力も正常に戻して今よりパフォーマンスの高いハイグレードな身体を手に入れてもらいます。そのための〝宿題〟という名のセルフケアのレクチャーも行っています」

来院する腰痛の患者さんで最も多いのが、座ったままの姿勢を続けていることによる、やや

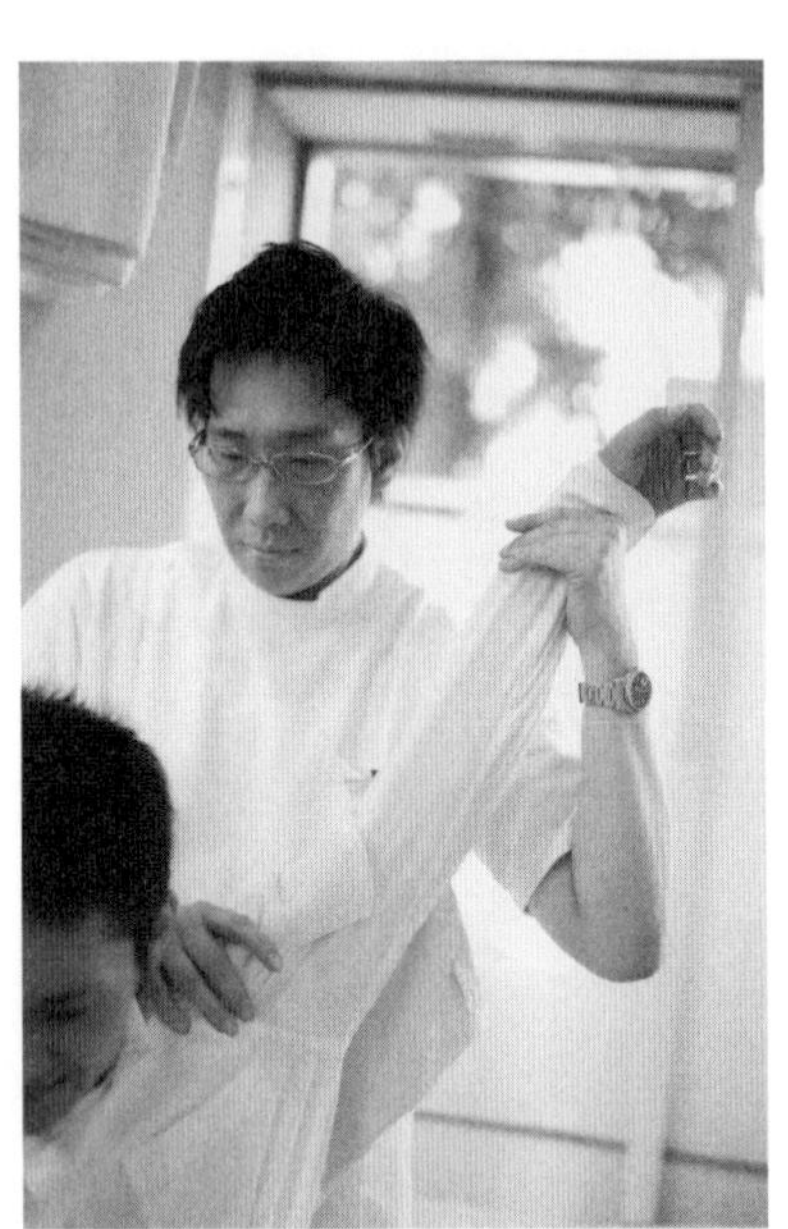

長時間の座り姿勢からくる腰痛は肩関節の可動域を確認し、負荷がかかる部位を見極め調整

慢性化した、立ち上がる際に痛みが走る腰痛だ。この場合、肩関節の可動域を見ながら、腕を上げることによりどこに負荷がかかっているかを確認していく。その結果を見て、足首など下半身の筋肉の緊張をとる施術を行う。

「座りっぱなしが原因の腰痛の場合は、お腹のインナーマッスルが弱い患者さんが多いので、インナーマッスルの緊張を緩める施術を行います。最終的には背骨のズレが生じているケースも多いため、背骨の調整を行い、正常な状態に戻していきます。私が目指しているのは、竹のように綺麗な節（骨）が連なり、それでいて柔軟性のある背骨です。腰痛がある患者さんの背骨は、筋肉や筋膜で引っ張られているケース、あるいは悪い座り癖が影響してしまい、柔軟性がないのが特徴ですね」

重症の患者さんには『AKS療法®』で施術にあたる

『AKS療法®』公認療法士でもある藤井院長。腰痛で歩けないほどの強い痛みや痺れが強い患者さんには『AKS療法®』の施術も行っている。『AKS療法®』とは、Anatomy（解剖学）のA、Kinesiologic（運動生理学）のK、Science（科学）のSの頭文字を合わせた治療名だ。身体の障害を解剖運動生理学に則って科学的に捉え、関節リスト、筋、神経と順を追って障害の原因を明らかにして、人本来の機能を引き出す徒手による治療技術だという。

『AKS療法®』で改善させた患者さんに20代の女性がいた。この患者さんは、痛みのために仕事を辞めるほど重症で、腰痛とともに足に痺れが生じた坐骨神経痛だったという。腰痛と同時に生じやすいのがこの坐骨神経痛だ。整形外科にも通院し、ブロック注射を受けても痛みが減らなかったため藁にもすがる思いで藤井院長の元を訪れた。

「彼女の腰痛、坐骨神経痛は仙腸関節のズレが原因でした。ホームセンターで働いていたため、重たいものを持つことが日常的だったことや筋力不足、不良姿勢の癖などが重なり、ズレが生じたと考えられました。ブロック注射が効かなかったのは、痛みの原因だった仙腸関節とは別の場所に打っていたのだと推測されます」

この患者さんの場合、15回ほどの通院で痛みが減りはじめ、最終的には無事に社会復帰も果

府中北口ふじい整骨院＆整体院リライト（東京都府中市）

たしている。

藤井院長は腰痛治療を行ううえで患者さんにお願いしたいのが、「なるべく何もせずに来院すること」だという。最近は動画配信などで、さまざまな情報が入手できるため、患者さんが我流で施術の真似事をすることも増えている。

「原因がわからないまま自己流で対処しようとすると悪化してしまいますので、何もせずに任せていただければありがたいですね。すべての不調や痛みに言えることですが、特に腰痛の場合は、腰を揉んだりマッサージしたり、ストレッチは避けてください。また、入浴して腰を温めると、その時は楽になりますが、翌日には痛みが出ることもありますので、これもよろしくないですね。とにかく痛みでつらい時には、自己流で対処せずに、専門家に診てもらうほうが、痛みが早くとれますし、痛みのない生活を送るためのアドバイスも受けることができると思います」

今後は悩みが多い腰痛、膝痛の専門の整体院を目指したいという藤井院長。

「加齢や身体のメンテナンス、筋肉の使い方など、患者さん自身で自分の身体をよくする術について治療を込みでお伝えしていく、そんな整体院ができればと思っています」

と笑顔で話してくれた。

（取材・文／松岡）

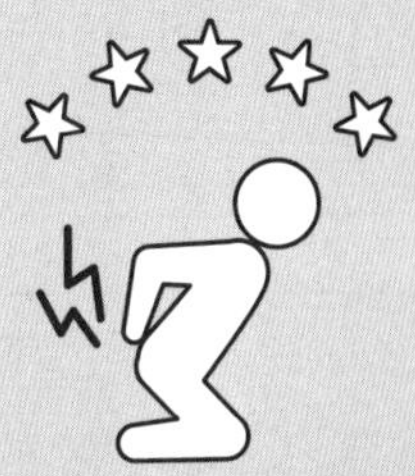

—— 長引く腰痛を改善に導く神ワザ治療院15選 ——

松林真院長

ＢＡＭＢＳ真術整骨院
真龍鍼灸院

（千葉県松戸市）

慢性腰痛と脳との深い関係から生まれた
『松林式頭顔反射療法』で慢性腰痛を治療

急性期の腰痛の原因は筋膜、慢性腰痛は脳が関係する

JR武蔵野線東松戸駅西口を出て、東松戸交番前の道を直進し、交差点を抜けた坂道を歩くと『BAMBS真術整骨院　真龍鍼灸院』が見えてくる。ここまで徒歩4分ほどで到着できる。鍼灸師、柔道整復師の資格を持つ松林真（まつばやしまこと）院長は、治療技術向上のため格闘技、武道の鍛錬、研究のほか、治療に役立つ情報収集のために欧米をはじめ中国、韓国などの論文や古い文献などにも目を通し、研鑽の日々を送る人気の治療家だ。

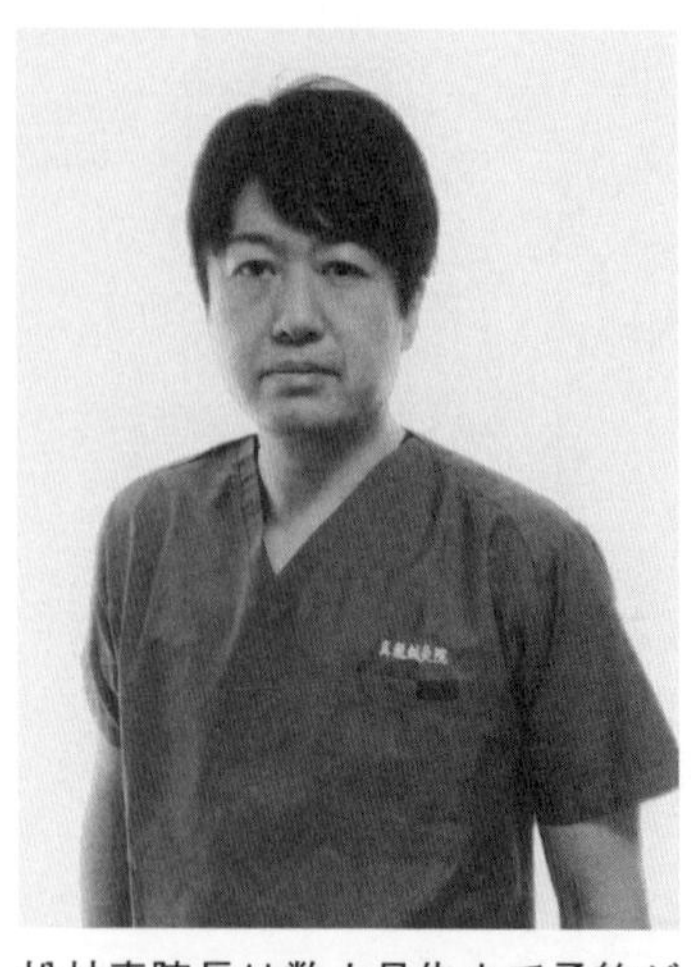
松林真院長は数カ月先まで予約がいっぱいという人気の治療家だ

同院が最初に認知度を高めたのは急性期の腰痛治療だった。このため、腰痛治療には自信を持っており、松林院長も「慢性腰痛は得意です し、急性期の腰痛はさらに得意です」と胸を張る。急性期の腰痛の8割は患部にトリガーポイントが出ていたり、筋膜が影響していると松林院長。人間の身体には、表皮、真皮、皮下組織があり、その奥に浅筋膜、深筋膜という2層の筋膜がある。この筋膜のある表皮から2～5センチ奥に問題があることが多いため、鍼治療が

最も効果的なのだという。鍼を打つとプチプチと音がするぐらいに浅筋膜、深筋膜がガチガチで動かなくなっているが、その筋膜を緩めることで、驚くほど動けるようになる。もちろん炎症を起こしているため、冷やすことも効果的だが、まずは浅筋膜、深筋膜の緊張をとることが最優先だという。また、急性腰痛は炎症が起きているため、マッサージなどでは炎症が悪化すること、問題箇所が超音波治療器やマッサージなどでは届かない場所にあることも鍼治療が効果的な理由だ。

「急性期の腰痛であるぎっくり腰を起こす人の多くは、身体の正中線から顔がズレていたり、肩の高さや骨盤の高さが違います。これをカイロプラクティックのアクチベータメソッドで正中線をまっすぐにした状態にした後、浅筋膜、深筋膜を緩めれば、担がれて来院されたような方でも帰りはスタスタ歩いて帰られます。急性期は仕組みが簡単なので、治療も非常に簡単です」

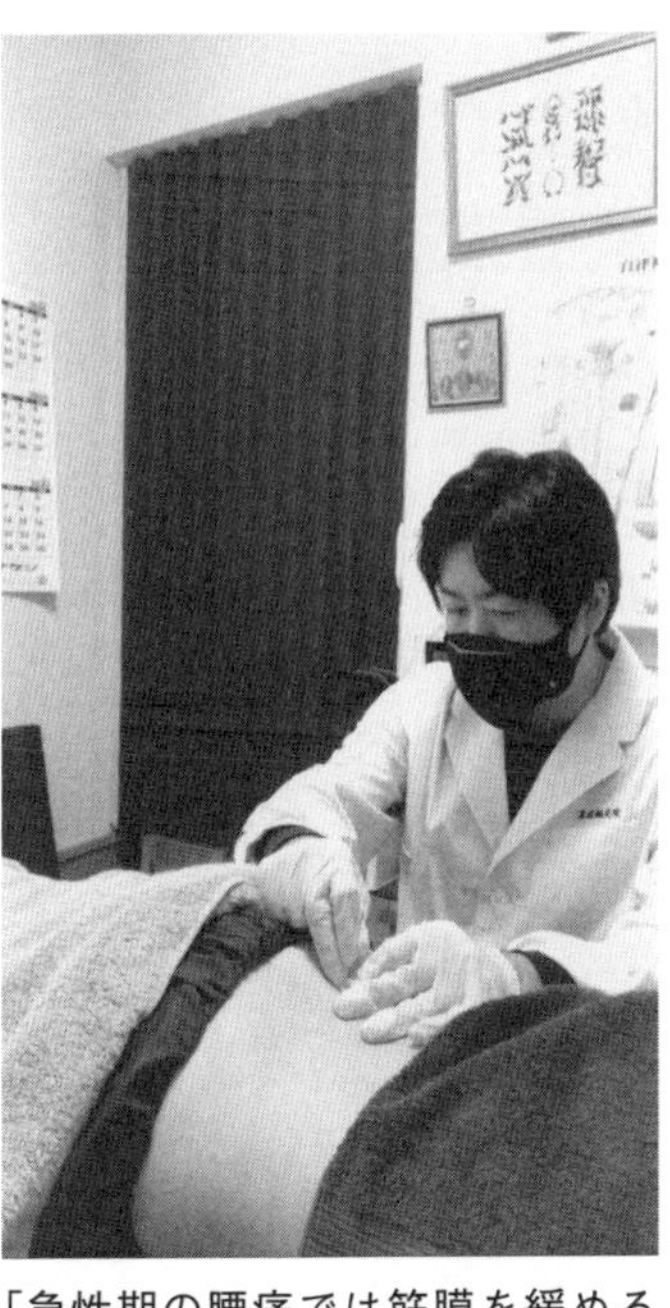

「急性期の腰痛では筋膜を緩める鍼治療が一番」と松林院長

　一方の3カ月以上痛みが続くことが多い慢性腰痛は、治らないと言われたり、実際にさまざまな治療を受けても改善が見られないケースもあり、多くの人が不安を抱える。これまで世界各国で椎間板ヘルニアが慢性腰痛の原因と言われてきた。しかし、腰痛がなくても6割の人がヘルニアだったり、ヘルニアであっても痛みが出ていない人もいるという。また、腰痛の6割は精神的な要因、脳が関係しているという論文も発表されている。外国のある大学の研究では、ヘルニアの3分の1は神経が影響をしている痛みであったが、3分の2は鬱やストレスなど心の状態が痛みの原因、あるいは関係しているという結果が出ているのだ。20年以上、慢性腰痛を治療してきた松林院長もやはり心、脳と腰痛の関係に注目している。

それでは、なぜ慢性腰痛が脳に関係しているかについて、西洋医学的な考え方から次のように松林院長は解説する。

もともと人間の身体には痛みを抑制する機能がある。これを下降性抑制系というが、例えば、「腰が痛い」という信号が出ると、その信号は脳に届き、脳はドーパミンという神経伝達物質を放出する。ドーパミンはギャンブルをしたり美味しいものを食べたりしたときなどにワクワクしたりドキドキしたりする際に出てくる物質だ。ドーパミンが出るとセロトニン、ノルアドレナリンが放出されることで痛みを止める。これが人間に備わっている抑制系のシステムだ。

しかし、ストレス、鬱、不安が多い人はこのドーパミンが出なくなる。ドーパミンが出なくなると、下降性抑制が働かず、痛みの抑制ができない。このため、ずっと腰が痛いという状態が続くのだという。つまり、ストレス、鬱、不安が多いという人は慢性腰痛になりやすいということになる。

「慢性腰痛は患部を治療しても、脳の状態、ストレス、鬱、不安の状態を解除しなければ永遠に痛みがぶり返すため、世間一般的に慢性腰痛は取れにくい、整骨院に行っても、電気治療を受けても取れませんということが多くなるのです。慢性腰痛はヘルニアのみならず、ストレス、鬱、不安など脳の領域に関係が深いということです」

また、中医学では「五臓六腑の精気はみな上りて頭に注ぐ」という考え方がある。そして、「脳は生命活動を主宰し心の神志（しんし）をつかさどる」「脳は元神（げんしん）の府」とも言われる。これは脳というものは、心の状態を表しているものということだという。そのほかにも脳は別名〈髄海〉と呼ばれ「腎精から化生した髄を納めるための髄海」、つまり腎精から作られた髄を収めるのが髄海（脳）ということだ。東洋医学では腎臓が悪くなる（虚するという）と、腰、膝、耳に症状が出て、腰や膝の力が入らなくなると言われ、腎臓と心の部分が密接に関係していることは広く知られている、と松林院長は教えてくれた。

松林院長独自の治療法『松林式頭顔反射療法』

同院では、慢性腰痛に対して頭に鍼などで刺激を与え、脳にアプローチをしていく。これが頭と顔の反射区を利用して治療をする院長独自の治療法『松林式頭顔反射療法』だ。慢性腰痛には非常に効果があるという。松林院長が頭に注目したのには、ある患者さんとの出会いがあった。その患者さんは同院に10年以上通院しているパティシエで、右の腰が驚くほどに張る。張るというよりは腫れると言ったほうがいいぐらい重症だった。あるとき、その患者さんの頭の右後頭部も腫れていることに気がついたという。松林院長は、オステオパシーの頭蓋調整(クラニクル)を得意としており、一時期は頭の骨の調整をメインにしていたこともあるほどだ。そういう経緯もあり、右腰と右後頭部の腫れの関係性を考えるようになったのがスタートだった。そこから腰と頭が関係しているのではないかと考えたのだという。

また、もともと同院では韓国式手指鍼、フランス式耳鍼、中国の頭鍼の三つを大きな柱として治療をしている。

「これらの治療も含め22年間の集大成がこの松林式頭顔反射療法です」

と松林院長。韓国の手指鍼は中指を頭・顔とするなど、手のひらを身体に当てはめて治療する相似、反射区療法だ。フランスのノジェ医師が広めた耳鍼は耳を胎児の形に当てはめ、耳たぶを脳、中央部分を内臓と、耳の形を相似として考えた反射療法だ。これらのことを総括すると、顔や頭にも相似があるはずだというのが、この治療を開発する端緒となった。実際に顔と頭に反射区を作り、そこを刺激することによって、身体全体を治していこうというものだ。では実際に、その反射区をどのようにして見出していったのかというと、鍼を刺した状態で頭を触っているときに鍼を刺したところが揺れたのだという。

「うつ伏せで寝てもらい腰に鍼を打ち、腰の反射区である頭の場所を触っていくと、鍼が揺れたのです。つまり、これは何か響いている、気の流れにつながりがあるということです」

その後、何カ月もかけて頭、顔の刺激が身体のどことつながりがあるかを研究し、生み出されたのが『松林式頭顔反射療法』ということだ。

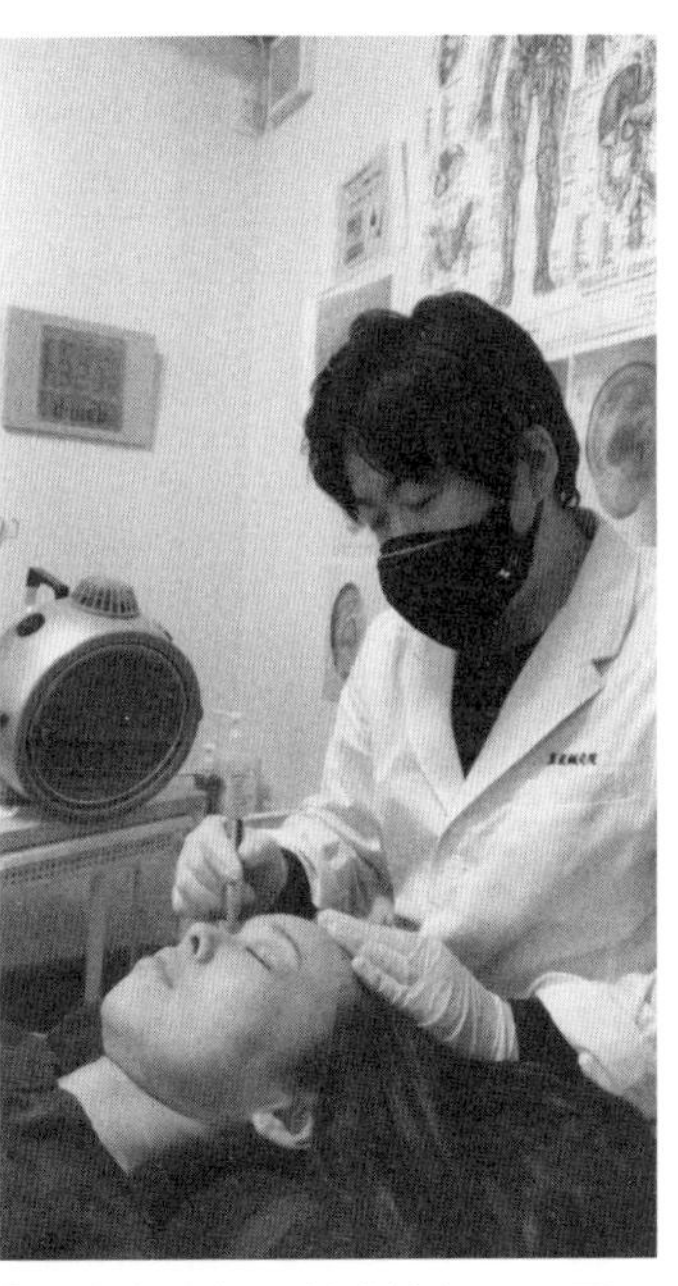
『松林式頭顔反射療法』では頭や顔の反射区を刺激し、脳へアプローチ

実際に、この治療法で松林院長自身も驚くような改善が見られたケースもあったという。

「例えば、原因不明の足の痺れが改善したり、45歳の患者さんの妊娠、悪性の疑いが強い大腸ポリープの消滅、病院で治らなかった突発性難聴の改善、筋萎縮性側索硬化症（ＡＬＳ）疑いの患者さんの機能が改善したこともありました。なかでも一番多いのがぎっくり腰がすぐに治ったり、慢性腰痛もピタリと止まった患者さんです」

『松林式頭顔反射療法』は身体のゆがみを改善し、筋膜を緩める指令を出すこともできるため急性期の腰痛にも使えるが、前述の通り「急性期の場合は鍼を打った方が早い」と松林院長。

慢性腰痛は脳にアプローチしなければなかなか取れない

ここからは慢性腰痛と関係性が深い頭頂部と側頭部の構造とともに『松林式頭顔反射療法』について松林院長に簡単に解説してもらった。

疲れてくるとブヨブヨしてくる人が多いのが頭頂部。鬱病、あるいは鬱症状のある患者さんの場合は凸凹してくるという。頭頂部の一番外側にあるのが皮膚だが、表面には血管やリンパ管が縦に無数に走っている。このため血流が悪くなったり、ストレスがかかるとブヨブヨになってくるといい、この症状だけでも頭の疲れの度合いが把握できるという。

皮膚の下にあるのが皮下筋膜で、この部分も硬くなりやすい。「鍼を打つと〝ブスッ〟という音がすることもある」と松林院長。皮下筋膜の下にあるのが帽状腱膜（ぼうじょうけんまく）で、さらに腱膜下疎性結合組織↓頭蓋骨外膜↓頭蓋骨へと続く。帽状腱膜も硬くなっていることが多く、頭鍼はここまで狙って鍼を打つことになる。これはその下にある腱膜下疎性結合組織まで鍼を打ってしまうと、腱膜下疎性結合組織に炎症が起きる。するとその炎症は頭全体に広がってしまうためだという。鍼灸師としての技量が必要になる治療だ。

「20年以上の施術経験のある人であれば、手で触っただけでわかるはずです。米粒大のトリガーポイントができていることがありますので、そこを狙って鍼を打つのが頭鍼です」

次に側頭部には顎を動かすための側頭筋があるので、ここを狙っていく。

「鬱病や鬱症状のある人は、身体が緊張していることが多く、噛み締めを行ってしまい奥歯が割れているケースもよくあります。顎を使い噛み締めることによってその緊張を逃しているのです。奥歯が割れるほど噛み締める人は、側頭部の側頭筋がガチガチになってしまいます。側頭筋の緊張を取らなければ腰痛の痛みも取れないことは非常に多いですね。側頭部はかなり筋膜が硬くなりやすい部位ですが、それらを解消することで、痛みが驚くほどなくなっていきます」

側頭部の構造としては、一番外側から順に、皮膚と皮下筋膜↓側頭皮下筋膜↓側頭深筋膜↓側頭筋膜下疎性結合組織↓側頭筋↓頭蓋骨外膜↓頭蓋骨と続く。側頭筋は非常に厚くなっていて、動きも多い。皮膚と皮下筋膜部分には浅側頭動脈、静脈があり、ここの血流が悪くなると側頭部がガチガチになるという。このため、この部分を銅製の棒鍼を使って刺激していく。

「顎関節症の治療の場合は鍼治療をすると、とてもよく効きます。腰痛と顎関節のつながりもとても深いものです。噛み締めがなくなると腰痛がなくなるという方も多いですね」

また、側頭部の皮膚・皮下筋膜部分には顔面神経側頭枝、耳介側頭神経もあるため、ここを狙うことで顔面神経麻痺の改善や、耳介側頭神経にもアプローチができるという。

銅製の棒を用いたセルフケアで腰痛やさまざまな不調が改善

松林院長は「鍼灸師ではない整体師、柔道整復師、セラピストなどの治療家や一般の方のセルフケアとしても『松林式頭顔反射療法』ができるようにしたい」と、鍉鍼（ていしん）という刺さない鍼を用いた治療法を開発。頭や顔の各反射区、そして鍉鍼をどのように使うのかを伝えるセミナーも開催している。松林院長の施術は、2~3カ月先まで予約がいっぱいのため、「腰が痛い」と急に来院されても治療に入ることが難しいこともある。そんな患者さん自身、あるいは家族でもできるセルフケアで少しでも症状が改善すれば、との思いからのセミナー開催だった。

「『松林式頭顔反射療法』によって、慢性腰痛の症状が劇的に改善したという嬉しい報告もあります」と松林院長は笑みを浮かべる。

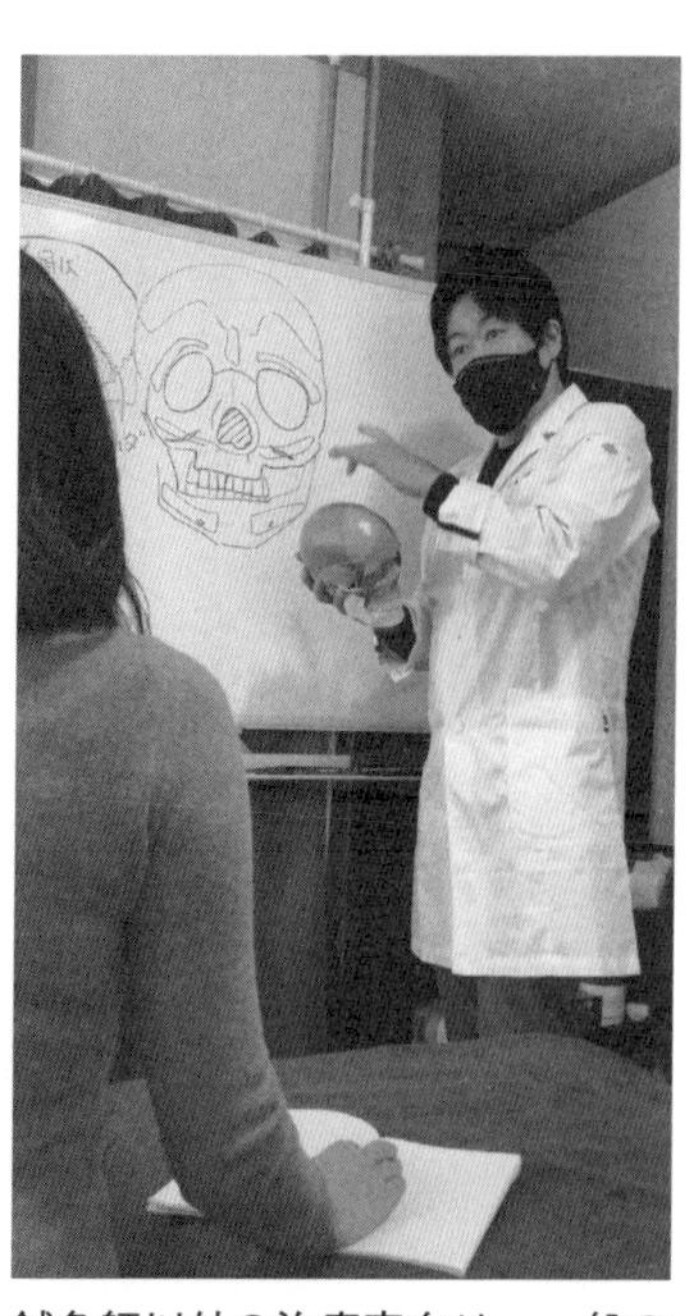

鍼灸師以外の治療家向け、一般の人でもできるセルフケアのセミナーも開催

一般の人に向けては銅製の棒でマッサージすることを提唱している。なぜ棒を使うのかと言えば、鍼灸師などのプロは手で触れば、こりを把握することができるが、一般の人には手の感触だけではなかなかわからないためだ。しかし、棒を使うことで一般の人でも米粒状のこりやトリガーポイントの〝ゴリッ〟とする感触が非常にわかりやすくなるという。筆者も松林院長から指摘された手の指で触っても認識できなかった目の下のこりが、棒を使うだけで〝ゴリコリ〟と確認することができた。また銅製の棒を使うのは、人体に流れている生体電流の流れを良くし、身体を元気づけ、自然治癒力を上げるのだという。

「背中や腰などを直接的にセルフケアするのは難しいですが、頭や顔は自分でもできる場所です。例えば、免疫を上げたければ眉間をこすったり、不妊症の方は顎の部分といった具合に、それぞれポイントがすべて決まっているので、比較的簡単にケアができるともいえます」

頭の場合は、ゴリゴリと硬い部分を探し、顔は目の周りなどを重点的に行うだけでもいいという。この治療法の一番の素晴らしさは、頭の血流が非常に良くなる点でもある。松林院長によると、アメリカの同時多発テロ後、鬱病患者さんが増えた時期があり、額に指を軽く当ててタップすることで前頭葉の血流を増やし扁桃体の暴れを抑える、というタッピングが流行った。銅製の棒で頭や顔に刺激を与えるのは、このタッピングと同じ効果で、顔、頭の血流が良くなる。すると扁桃体の暴走も抑えられ、鬱病、鬱症状も抑えることができるのだという。

特筆すべきは、この治療法を行った患者さんの〝目〟が驚くほど綺麗になることだ。目の網膜に血流を送る血管である眼動脈の血流が良くなることが関係していると松林院長。

「人間の目は、その人の気力や健康状態を表すもの。目が綺麗になることは、それだけでも非常によい治療法だと思います」

腰痛と脳を結びつけたユニークな『松林式頭顔反射療法』で大きな成果を挙げる松林院長。現在、一人で治療にあたっているため予約がなかなか取れない人気の治療家でもあるが、少しずつ後進の指導や地方展開も考える時期にきたと語る。これは何より遠方から院長を頼って訪れる患者さんの負担を減らしたいという思いからの言葉だった。

（取材・文／松岡）

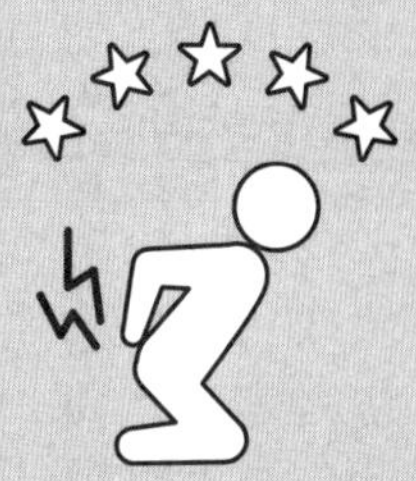

―― 長引く腰痛を改善に導く神ワザ治療院15選 ――

松原秀樹院長
桜ヶ丘整体院
（東京都多摩市）

胸鎖乳突筋を緩め、腸内ガスを抜く
独自の施術「ＶＲ法」で慢性腰痛を改善

腰痛の根本原因は「腸」にある

京王線の聖蹟桜ヶ丘駅西口より徒歩3分。駅を背にさくら通りを直進し、聖蹟桜ヶ丘オーパ（OPA）と道路を挟んで隣に建つビルの6階にある『桜ヶ丘整体院』に向かうと、松原秀樹院長が出迎えてくれた。

松原院長は「リーキーガット（腸の異常）が万病の根源」とする考えのもと、体質改善をすることで痛みや不調の治療にあたる。「リーキーガット」という言葉は、日本ではまだなじみがあるとは言えないが、海外では研究が進み、専門家により書籍なども数多く出版されている。

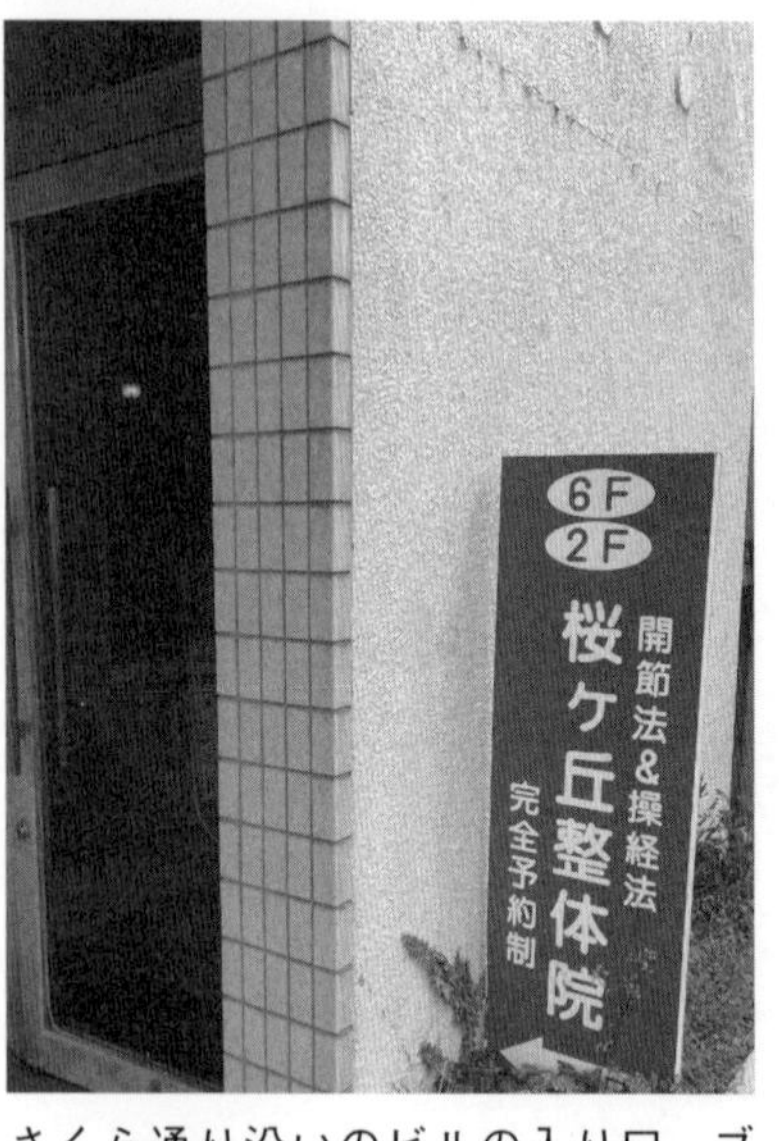

さくら通り沿いのビルの入り口。ブルーの看板が目印

また、松原院長は、関節の潰れている側を合気力で揺らしながら開いていく「開節法」を考案し、これまで多くの患者さんの痛みや不調を改善させ、ゴッドハンドと称された人物だ。「合気」とは、大東流合気柔術に伝わる極意で、「瞬時

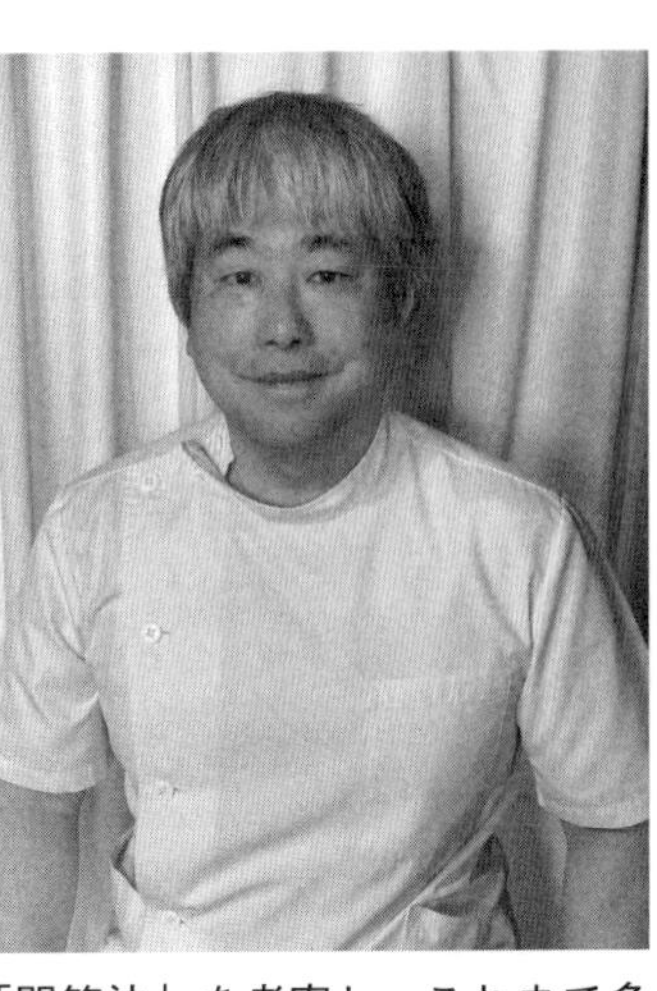

「開節法」を考案し、これまで多くの患者さんの痛みや不調を改善してきた松原秀樹院長

に相手を無力化する技術」だという。

松原院長によると、腰痛は主に二つの原因があるという。一つは、猫背や前かがみ、中腰などの姿勢によって、背筋が緊張することで引き起こされるものだ。

「背筋の緊張が原因であれば、背筋全体をオイルマッサージで緩ませ、その後、開節法で矯正します」

背筋は背中だけでなく、頭から腰までを緩める必要があり、特に肩甲骨の周りを入念に緩めることが重要だという。これは、人間はパソコンをはじめ、手を使ってさまざまな作業をしているため、肩甲骨周囲に一番負担がかかるからだ。

腰痛改善のためにストレッチがいい、といった話もよく耳にするが、松原院長は、「ストレッチは逆効果」と話す。

「デスクワークでも家事でも、頭を前に倒して、身体の前で手を使えば、背筋は伸ばされています。つまり、背中や腰の筋肉は〈縮んで硬くなっている〉のではなく、反対に〈伸ばされて緊張して硬くなっている〉のです。緊張とは〈ピーンと張ったロープ〉。ピーンと張ったロープを引っ張れば、切れてしまいます。ですから、背中や腰を緩めるのにストレッチは逆効果で、伸ばせばさらに痛みが増してしまいます。髪の毛が引っ張られたら痛いのと同じで、筋肉も伸ばせば痛くなるのです」

それでは、緊張して硬くなった背筋を緩めるためにはどうすればいいのかというと、縮めればよい。背筋を縮めるには、背骨を反らせばいい。

ところが、腰痛の患者さんの中には、背骨を反らすことができない人がいる。なぜかというと、〈過剰なガスによって腸が膨満している〉からだ。実は、この腸の膨満が慢性腰痛のもっとも大きな原因なのだという。そして、腸内ガスが増えるのは、食生活が原因だという。

「野菜や果物、豆腐や枝豆、里芋や山芋、キノコ類をたくさん食べると、腸内ガスが多く発生します。こういった食品に多く含まれている食物繊維は消化されないため、腸内細菌が分解します。すると発酵して、ガスが発生するのです」

これは、従来の健康的な食生活の常識を覆す驚きの内容だが、欧米のＩＢＳやＳＩＢＯの専門医によって証明されていることだ。

重症の腰痛患者さんの治療から生まれたＶＲ法

松原院長が〈腸内ガスによる腸の膨満〉が腰痛の根本原因であることに気づいたのは、ある女性患者さんの治療だったという。

５年ほど前に、筋肉質でがっしりした体格の30代の女性から腰痛を治してほしいと依頼された。その女性は以前、パチンコ店に勤務しており、パチンコ玉の箱を何段も重ねて持ち運んで痛めたという。「それなら背中をオイルマッサージで緩めれば、すぐに治るだろう」と考えていた。ところが、来院されてから症状を聞くと、お腹がパンパンに張って苦しいのでうつ伏せになれないという。

「そこで仰向けに寝てもらってお腹を触ってみると、まるで臨月の妊婦のようにパンパンに膨れていて、少し触っただけでも非常に痛いと言われました。両脚も患者さんいわく『溶けそう』なほど常にしびれていて、イスに腰かけているのもつらいと言われました」

仰向けでは腰も背中も施術できない。そこで首の胸鎖乳突筋（きょうさにゅうとつきん）を緩めようと触ってみると、石のように硬かった。胸鎖乳突筋を緩めるだけで、かなりの時間がかかったという。

「次に、お腹のガスを抜きました。大量にガスが溜まっていたので、30分以上かけてオイルマッサージをしてガスを抜きました。すると脚を動かしても痛がらなくなったので、脚を施術しました。すると脚に停滞しているリンパ液が上半身に返るので、脚がとても軽くなります。起き上がってもらうと『すごく楽！』と叫ぶように言いました」

腰をまったく触ってもいないのに、腰の痛みが劇的に軽減したのだ。食生活を聞くと、ガスが出る食品を大量に食べていたので、ガスの発生が少ない食事の指導を行った結果、約半年（計6回の施術）で、腰の痛みも両脚のしびれもなくなった。

「要するに、腸内ガスによって腰痛と脚のしびれが起きていたということです。ガスで膨満した大腸が、足腰に向かう血管を押しつぶしているために、足腰が血流不足（酸欠）になって痛みや痺れが生じていたのです」

腸内ガスは、腸を膨満させるだけでなく、リーキーガットも引き起こす。松原院長は、「リーキーガットとは、腸壁の栄養を吸収する細胞同士の結合が緩んだ状態」と説明する。リーキーガットになると、本来なら吸収されない未消化のたんぱく質や腸内細菌が血液中に侵入してしまう。すると腸管の免疫細胞が「異物が侵入した」と判断し、その異物を排除しようと軽度の炎症（慢性炎症）を引き起こす。この炎症は、痛みや発熱などの症状はないが、血液中の炎症性サイトカインを増加させる。サイトカインは免疫細胞のメッセージ物質で、「炎症を起こせ！」というメッセージがすべての免疫細胞に伝わる。血液中に炎症性サイトカインが増えると、全身のあらゆる箇所に炎症や痛みが起きやすくなる。

彼女の腰痛と脚のしびれの原因がつかめたことで、背中や腰の施術は必ずしも必要ではないことがわかった。その後、約5年にわたる試行錯誤の結果、仰向けで首（胸鎖乳突筋）を緩めてから腸内ガスを抜くと、背中や腰が緩んで楽になることを確認できたという。つまり、背骨や骨盤を矯正しなくても、背中や腰の痛みは取れるということだ。そして、この方法を「ＶＲ法（Vagus Nerve Relaxation／迷走神経弛緩法）」と名付けた。

「背骨の形は胃腸次第」と語る松原院長。

「背骨を支えているのは背筋と言われていますが、実はそうではありません。身体を植物に例えると、背骨は〈幹〉に相当します。幹を倒れないように支えているのは、〈根〉です。〈根〉は養分を吸収するところですから、〈胃腸〉に相当します。つまり、胃腸が背骨を支えているのです」

みぞおちを開いて胸（胸郭）を上げれば、背骨はきれいなＳ字形になる。しかし、胃が重苦しいときは、みぞおちを開くことができず、背骨をＳ字形に保てない。常にお腹をかばうように、背骨を丸め猫背でいると、背筋はずっと伸ばされたまま緊張しているので腰痛になりやすい。

胃腸の悪い人は、良い姿勢を保てない。まず胃腸を健全にしなければ、背骨を良い形にできないということだ。そこで、ＶＲ法で胃腸を緩めると、背骨を良い形に保てるようになる。つまり、幹（背骨）ではなく、根（胃腸）を正常にすることが大切ということだ。

大胸筋・上腕三頭筋・咀嚼筋への施術で胸鎖乳突筋を緩める

それではVR法とは、具体的にどのような施術方法なのか？　簡単に解説していこう。

VR法では、まず首の「胸鎖乳突筋」を緩める。胸鎖乳突筋は、耳の後ろから、胸骨と鎖骨にかけて付いている筋肉で、その奥に頸動脈と頸静脈、そして迷走神経が並んで通っている。頸動脈は、脳をはじめ目や鼻、耳、歯茎などに血液を送る血管で、頸静脈はその逆で、頭部から心臓に血液が戻る血管だ。

「迷走神経は、脳から内臓に、また内臓から脳に、情報を伝える自律神経です。胸鎖乳突筋が緊張（膨張）すると、頸動脈も頸静脈も迷走神経もすべて圧迫されます。頸動脈や頸静脈が圧迫されれば、頭部の血流が悪くなり、目や顔がむくんでしまいます。また迷走神経が圧迫されると、胃腸をはじめとする内臓と脳との神経伝達が悪くなるため、自律神経のバランスが乱れるのです。したがって、胃腸の働きをよくするためには、まず胸鎖乳突筋を緩めて、迷走神経の伝達を良くする必要があります」

しかし、胸鎖乳突筋を押したり揉んだりしても、かえってこりや痛みが増してしまい、首が回らなくなったりリンパが腫れてしまう。また、胸鎖乳突筋をストレッチしても緩むことはなく、かえって硬くなるという。それでは、どうすれば胸鎖乳突筋が緩んで柔らかくなるのか？

「大胸筋・上腕三頭筋・咀嚼筋を緩めればいいのです」

と松原院長。大胸筋は胸全体を覆っている大きな筋肉で、脇のあたりで1本の太い束（腱）になって上腕骨の上部に付着している。この腱の部分を緩めれば、大胸筋が緩む。次に、上腕の後ろ側にある、肘を伸ばす筋肉である上腕三頭筋を緩めていく。最後に、咀嚼筋を緩める。

咀嚼筋は主に噛みしめによって硬くなるため、こめかみを中心に緩めていく。こめかみからは三叉神経が出て、3本に分かれて顔面に分布する。その第3枝（下顎神経）が咀嚼筋を支配しているため、三叉神経を緩めれば咀嚼筋が緩む。すると顎関節の動きがスムーズになって、口の開閉も

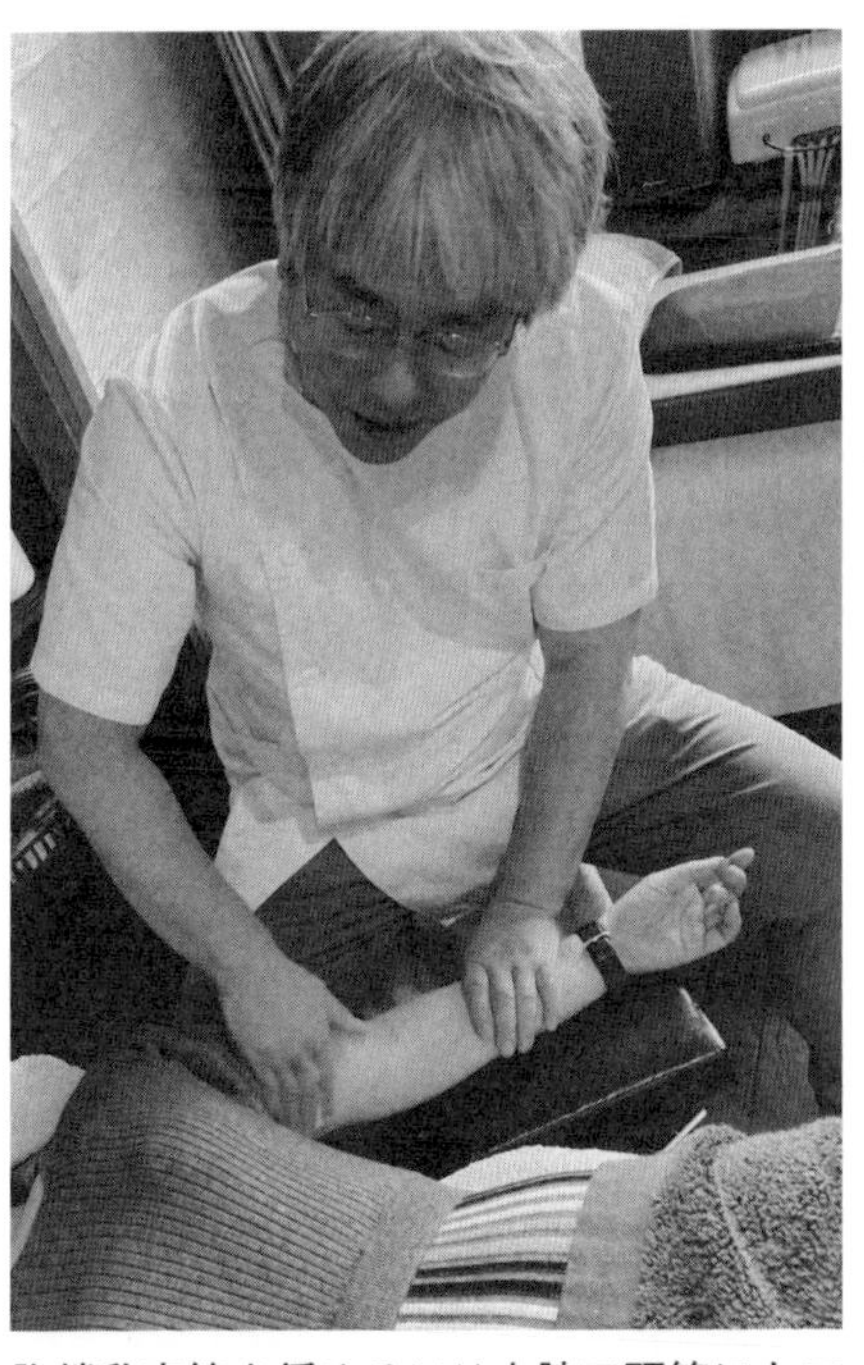

胸鎖乳突筋を緩めるには上腕三頭筋にもアプローチ。施術は非常にソフトだ

楽になる。こうして大胸筋・上腕三頭筋・咀嚼筋を緩めると、胸鎖乳突筋が緩んで柔らかくなり、首が非常に楽になる。

オイルマッサージで腸内ガスを抜く

胸鎖乳突筋が緩んだら、腸内ガスを抜く施術に入る。

「まずは軽く圧をかけながら、お腹のどこにガスが溜まっているか確認します」

例えば、みぞおちからおへそのラインが硬いのは横行結腸の膨満、おへその右側が硬いのは上行結腸の膨満。また、右の下腹部が硬いのは盲腸の膨満、おへその左側が硬いのは下行結腸の膨満、そして左の下腹部が硬いのはS状結腸の膨満を表す。

「ガスが溜まっている部位を重点的に、オイルをすり込んでいくと、ガスが腸から血液に吸収され、肺でガス交換されて呼気とともに排出されていきます。最後に、大腸を揺らすと、お腹の硬さや圧痛がなくなります。また膨満した大腸に圧迫されていた血管が解放されて脚への血流量が増えるため、脚が温かくなります。排出されるガスの大半は水素でニオイがないので、ガスが出たと自覚することはありません」

VR法でもっとも大事なのは、「体重を乗せない」ことだという。体重を乗せて圧をかけると、重さに耐えるために無意識に患者さんに力が入ってしまうからだ。体重を乗せるのではなく、〈合気〉で圧をかけると力が深部まで到達するので、筋肉や腸を効率よく緩めることができる。前述のように硬い筋肉は「縮んでいる」のではなく、伸ばされて緊張している。緊張して硬くなった筋肉は、「疲労素」がたくさん溜まって膨張しているのだという。例えば、タイヤが硬いのは空気圧でパンパンに膨張しているからであり、タイヤを押したり揉んだりしても、柔らかくはならない。タイヤを柔らかくしたければ、空気を抜けばいいということだ。

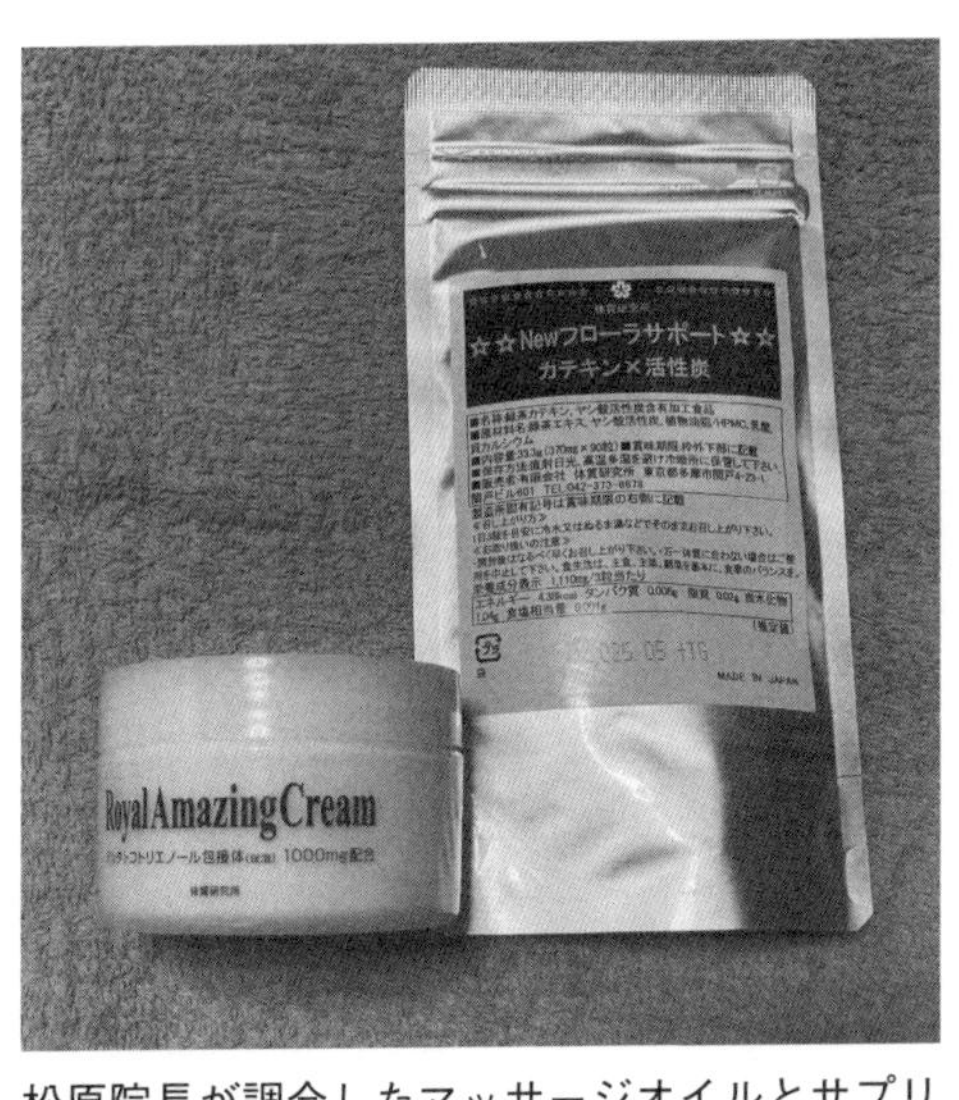

松原院長が調合したマッサージオイルとサプリメント

「筋肉もこれと同じで、硬い筋肉を押したり揉んだりしても筋肉の微細な血管が破れて、もみ返しがおきるだけで、決して柔らかくはなりません。筋肉を柔らかくしたければ、筋肉に溜まった疲労素をリンパに出せばいい。オイルは疲労素を排出する『クリーナー』なのです。筋肉のゴミ出しが終わると、筋肉が柔らかくなります。すると関節が滑らかに動くようになって、『身体が軽い』と感じます。お腹が硬いのも同じで、腸内に溜まったガスによって膨張しているのですから、いくらお腹を揉んでも決して柔らかくはなりませんし、強く揉めば腸から出血する恐れもあります。ですから絶対に『腹もみ』などしてはいけません。お腹を柔らかくしたければ、オイルマッサージで優しく、腸内ガスを抜けばいいのです」

これまで重篤な腰痛や慢性腰痛の患者さんを改善に導いてきた松原院長は、本当に健康になること、本当に不調がなくなるためには、何をすべきなのか——。このことに常に向き合ってきた。そして、今現在もその答えを追い求め、日々の研鑽を積み重ね、患者さんと真摯に向き合う治療家だ。最後に松原院長は、

「大部分の人が菜食イコール健康食であり、野菜をたくさん食べれば健康になると信じて疑いません。しかし、過度な菜食が腸内ガスを過剰に発生させ、さらには筋肉や骨量を維持する栄養が足りないことによって筋肉や骨量が減少していって足腰が弱くなることで、慢性腰痛をはじめとするさまざまな不調につながるということを知ってほしいですね」とその思いを語った。

（取材・文／松岡）

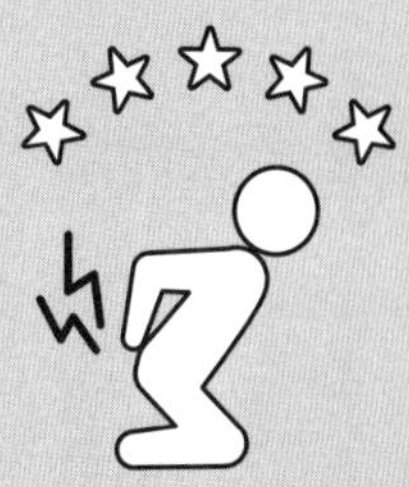

―― 長引く腰痛を改善に導く神ワザ治療院15選 ――

丸山勝己院長
まる整体院
（福岡県久留米市）

腰痛の原因を探して筋膜リリースで解消！
目指すは地域の方々の〝笑顔と感動の創造〟

長時間の営業車の運転で腰を壊して整体院の門を叩く

九州最大の都市である福岡・博多からＪＲ鹿児島本線で南下すること約50分、新幹線や特急に乗ればわずか10数分から30分程度で久留米駅に到着する。そこから単線のＪＲ久大本線に乗り換えて一駅過ぎると、目指す南久留米駅に到着する。

完成から間もなく１００年という風情のある瓦屋根の小さな駅舎を後にして、閑静な街並みをしばらく歩くと住宅街の中にベージュ色のシックな2階建てが見えてくる。一見すると普通の一戸建てだが、入口の門には『まる整体院』のオレンジ色の看板が掛かっていた。

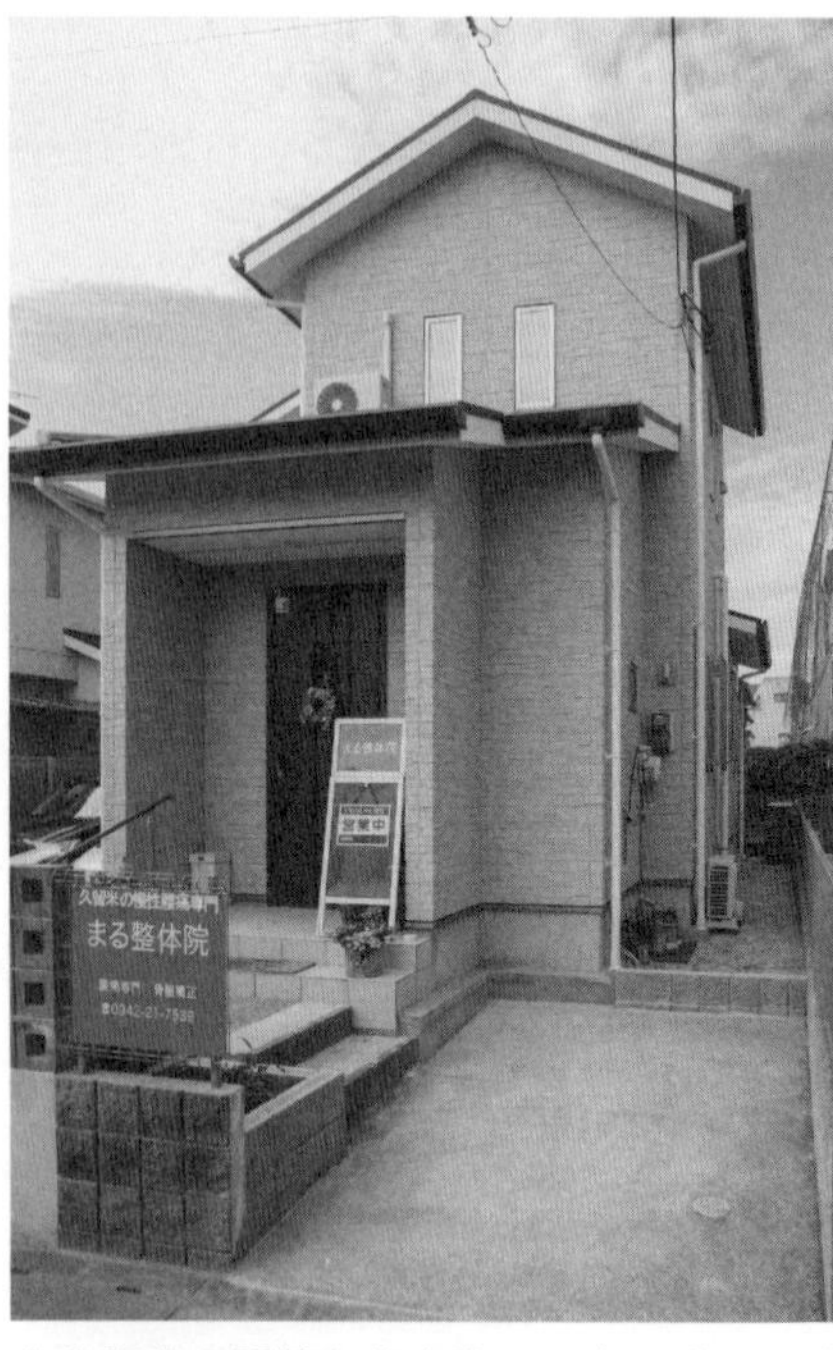

南久留米の閑静な住宅街の一角に建つ、瀟洒な一戸建てのまる整体院

呼び鈴を鳴らすと、がっしりした体格で爽やかな風貌の丸山勝己（まるやまかつみ）院長が出迎えてくれ

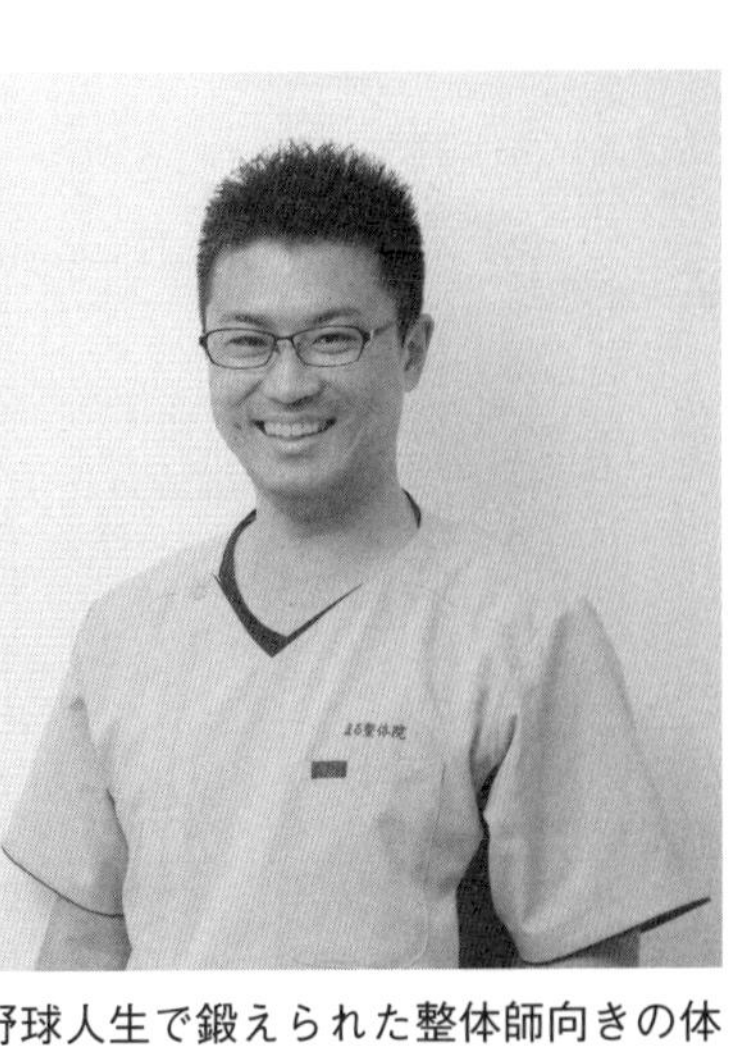

野球人生で鍛えられた整体師向きの体格と手を兼ね備えた丸山勝己院長

た。

丸山院長がこの地に整体院を開いたのは2019年4月のこと。決して交通の便がいい場所とは思えないので生家の近くかと思いきや、なんと生まれは新潟県のほぼ中央部に位置し、燕市に隣接する弥彦村とのこと。久留米から実に1200キロも離れた場所だ。

「新潟の若者はたいてい関東の大学に行くんですが、せっかく家を出るなら遠くに行ってしまおうと思って神戸の大学に進学しました。大学では子供の頃から続けていた野球のサークルの代表をしていました。そんな中で人と関わったり、意見をまとめたりすることが得意なのに気づいて、将来は人と関わる営業職に就いてみたいと思ったんです」

神戸の時点で弥彦村からすでに600キロ近く離れているが、卒業後はデベロッパーや建築資材会社などで営業職を続けた。そのまま順風満帆な人生を送れると思いきや、思わぬ壁が立ちはだかる。新任の営業所長がパワハラの権化のような人物だったのだ。実際、「上司は部下を選べるが、部下は上司を選べないからな」などと言われたこともあるというから驚く。

心も身体も壊れる寸前で会社を辞め、さらに約600キロ離れた福岡県太宰府市に移住する。そして、健康商材メーカーの営業職を見付けて就職する。そこでは仕事も人間関係も円満だったのだが、悩みのタネは長時間の車の運転だった。

「福岡から四国に行ったり、九州中を営業車で走り回った結果、腰痛になりました。健康器具やサプリを扱っているのに、当の自分が腰が痛くて仕方がないという状況です（笑）。マッサージや整体に通うようになったんですけれど、なかなか治りません。一方で、将来を考えていろいろな異業種交流会に出ていまして、その中で出会った福岡市の整体の先生に出会いました。その先生の治療院に行ったら腰の調子がどんどん良くなって、驚くほど痛みがなくなったんです！」

実体験を生かせる腰痛専門の整体院を開業

腰痛が改善した時点で仕事も円滑に進んでいたら、今の丸山院長は存在しないかもしれない。だが、そうはいかなかった。またもや人生の選択を迫られる事態が勃発する。会社の業績が悪くなり、給料が歩合制になるというのだ。当然、収入の減少は避けられない。

そんな時、福岡市の先生から救いの手が差し伸べられる。先生の技術だけでなく明るく社交的な人柄も信頼していた丸山院長は、会社を辞めてその整体院で働き始めることにする。

「その先生は私の手を見て、『施術家の手だね』っておっしゃいました。大きいので痛いところまで手が届くそうです。それでちょっと心が動いたみたいな部分もありますね」

野球をやっていたこともあって体力には自信があり、手も大きいとなれば施術家にはもってこいである。30代半ばにしていよいよ天職に巡り合ったと言えるかもしれない。もちろん、自分よりも若い先輩スタッフに囲まれて、ゼロからのスタートだ。

雑用から始まり、どうにか患者さんを診られるようになるまで3カ月から半年、〝施術家の手〟が本物の治療家の手に仕上がるまでには1年以上かかったという。その間、奥様や異業種交流会の仲間に実験台になってもらって、何度も練習を繰り返した。「腰が痛い、肩が痛い、背中が痛いって言っても、治し方は一つじゃないでしょう。微妙な力の入れ具合みたいなのを学んで、なんとか一人前になったなと思えるまでには3年くらいかかりましたね」と述懐する。

そうやって本物の整体師への道を順調に歩き続けていたある日、またもや丸山院長に、まるでデジャヴュ（既視感）とも思えるような災難が降りかかる。

ある日、院長先生が数人のスタッフを前にこう言い放ったのだ——。

「これから給料は歩合制にします。集客もやり方を教えるからすべて自分でやって欲しい」

〝またか！〟としか言いようのない事態である。「辞めます！」と即答したスタッフもいる中、丸山院長は奥様に相談すると、「自分でやったらどう?」という答えが返ってきた。

「それでこの場所で開業することを決めました。もちろん、まだまだ技術を完全にマスターしたわけではないですから、お客さんが来るのか、しっかり治せるのかという不安がありました。先に独立した先輩たちには、『どんな技術を習ってますか?』『どうやって集客してますか?』って聞いて回りましたね(笑)。勧められた治療技術のセミナーには一通り通いましたし、チラシを作ってポスティングするとか、やれることは全部やりました」

まるで荒波に揉まれるような人生だったが、40歳を目前にして一国一城の主となる。

そして、さまざまな整体技術のセミナーに通う中、丸山院長は「筋膜リリース」という技術に出合う。一時期、〝筋膜はがし〟が一世を風靡したのをご存じの方も多いことと思う。

すでに筋膜リリースを実践している治療家仲間の勧めもあって、ある筋膜リリース専門の指導協会のセミナーに参加したところ、丸山院長自身もその効果に十分納得できたという。

さらに、開業するに当たっては、何でも治せるというよりは的を絞ってアピールした方がいいと考えた。そこで、選んだのが自分の身体とも縁の深い「慢性腰痛」だった。

一方で、それまで不足していた知識を懸命に吸収し始める。解剖学など身体に関する知識のみならず、整体院やマッサージ専門店向けの経営セミナーにも参加して経営学も学んだ。開業後1年は完全な休日は年末年始の2日だけで、それ以外は仕事と勉強に明け暮れたという。

筋膜リリースで慢性腰痛の原因箇所を潰していく！

そこでいよいよ筋膜リリースだが、その前に、まずは筋膜について説明したい。

筋膜とは、文字通り筋肉を包む膜のことで、浅筋膜、深筋膜、筋外膜など複数の層からなり、各筋膜はお互いに連携して筋肉や内臓の膜と繋がりながら全身に張り巡らされている。組織は脂肪を含み、器官などを働きやすくするとともに、血管や神経の通路にもなっているという。

こうした筋膜には、①各組織を包み込んで身体の姿勢を保つ、②組織同士の摩擦から保護する、③筋線維の動きを支え、力を伝達するといった三つの役割がある。筋膜が柔軟に動くことで筋肉も正しく動くことから、〝身体の組織を支える第二の骨格〟とも言われている。

しかし、無理な姿勢や長時間にわたって同じ姿勢をしていると、必要な負担が身体の一部に集中して筋肉が固まってしまう。その結果、筋膜は柔軟性を失い、ある部分の筋膜がよじれたり、ねじれたりすると、それが広範囲に広がって筋膜自体が自力でほぐれなくなってしまい、身体の各部にこりやはりが発生した結果、痛みの原因になるという仕組みだ。

これらの痛みを取るのが、丸山院長の得意とする筋膜リリースという手法である。簡単に言えば、よじれたり、ねじれたりした筋膜をリリースする（はがす）ことで、正常な状態に戻していくという方法で、筋膜をはがすことで滞っていた血行が促進されて痛みが軽減されるという。

「筋膜リリースは頭痛や肩こり、腰痛など身体の多くの痛みに対応することができます。ただし、何年、何十年と続いている慢性腰痛ともなると、絶対、腰じゃないところが硬くなっていたり、バランスが悪くなっていたりするんです」と丸山院長は指摘する。

つまり、筋膜は全身に張り巡らされているため、痛みやこり、はりを感じる箇所だけはがすのではなく、その原因（いわゆるトリガーポイント）となっている箇所を調整しないといけない。しかも、原因と結果が一箇所ずつ対応しているのではなくて、何箇所もバラバラになっている患者さんもいて、そういう方は治療の回数も時間もかかるという。

それでは、慢性腰痛における丸山院長の具体的な治療を見てみよう。

患者さんがやって来ると、まずは問診（カウンセリング）から治療がスタートする。「押さえるべきポイントはその人の生活習慣です。仕事をされているなら、立ち仕事が多いのか、デスクワーク、座り仕事が多いのか意識して聞きます。また、ひと口に腰痛と言っても、曲げる時に痛いのか、反ると痛いのか、座った時に痛いのか……そういうことが患者さんの生活習慣に直結してますから詳しく聞きます」と、ここまでは多くの治療院でされる質問だが、そこから先が一歩踏み込んだ、丸山院長ならではのカウンセリングと言える。

「私自身、営業マン時代にパワハラを受けた環境にいたので、それが身体を悪くしてたんじゃないかという思いがあるんですよ。ですから、仕事の裏側、あるいは家庭の裏側にある本音みたいな要因まで必ず引き出すようにしています。腰痛も、そういう点が原因、あるいは再発の要因になっているというのは僕の確信でもあります。実際、人間関係や仕事がうまくいってるのに10年も20年も腰痛持ちっていう方はそうそういません。心の痛みというか、そういうものが身体の不調に影響してくるんじゃないかって思いますね」

もちろん「仕事や家族に何か問題がありますか？」などと、相手の心に土足で入り込むような質問はしない。ちょっとずつ外堀から攻めるように手探りしながら聞いていく。「その辺のさじ加減は長年にわたって営業スキルとして学んできているので、相手の感情を引き出すテクニックというか、感度は高い方だと思います」と丸山院長は胸を張る。

そして、相手が抱えている心的悩みを解消し、生活環境から変えてもらうことで相乗効果で腰痛を解消していく。その点で丸山院長の腰痛治療は、実際に筋膜リリースで身体の痛みを取る方法と、カウンセリングで心の痛みを取る治療が両輪となって成立している。

実は腰は被害者、原因箇所の加害者を治療する

続いて、いよいよ施術である。問診を終えた丸山院長は、まず患者さんの全身をしっかり診

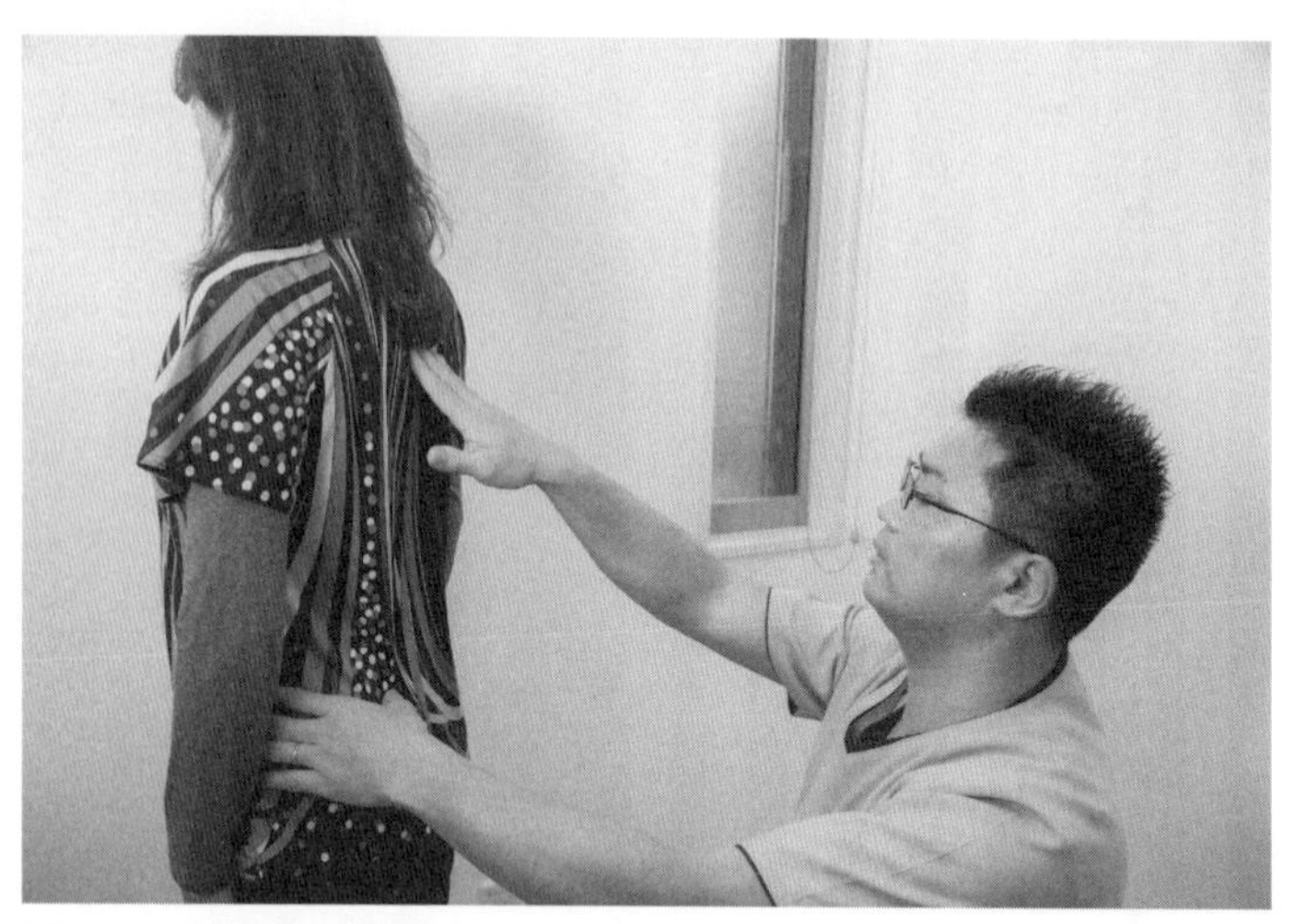

腰痛の〝加害者（原因）〟はどこか、患者さんの身体を丹念に探っていく

ることから始める……いわゆる〝見立て〟である。左右どちらの筋膜が硬いかとか、両足の長さや骨盤の位置など全体的なバランスを見定めていく。その際、大事な点は〝筋膜ライン〟といって、原因箇所ではないかと思われる身体のいくつかの筋膜のラインを探す。

「筋膜ラインというのは電車で言うところの線路みたいなもので、そこにポツポツとちょうど駅みたいに不自然な硬さになっている筋膜があります。立位やベッドにうつ伏せになった状態で触診しつつ、患者さんの動きのアンバランス感や痛み具合を探ります」

そして、筋膜の硬い箇所が判明したら、そこを手の平で押したり、指先で押したり、あるいは指の第2関節を曲げてこする感じで当て、硬くなった筋膜をはがしたり、揺らした

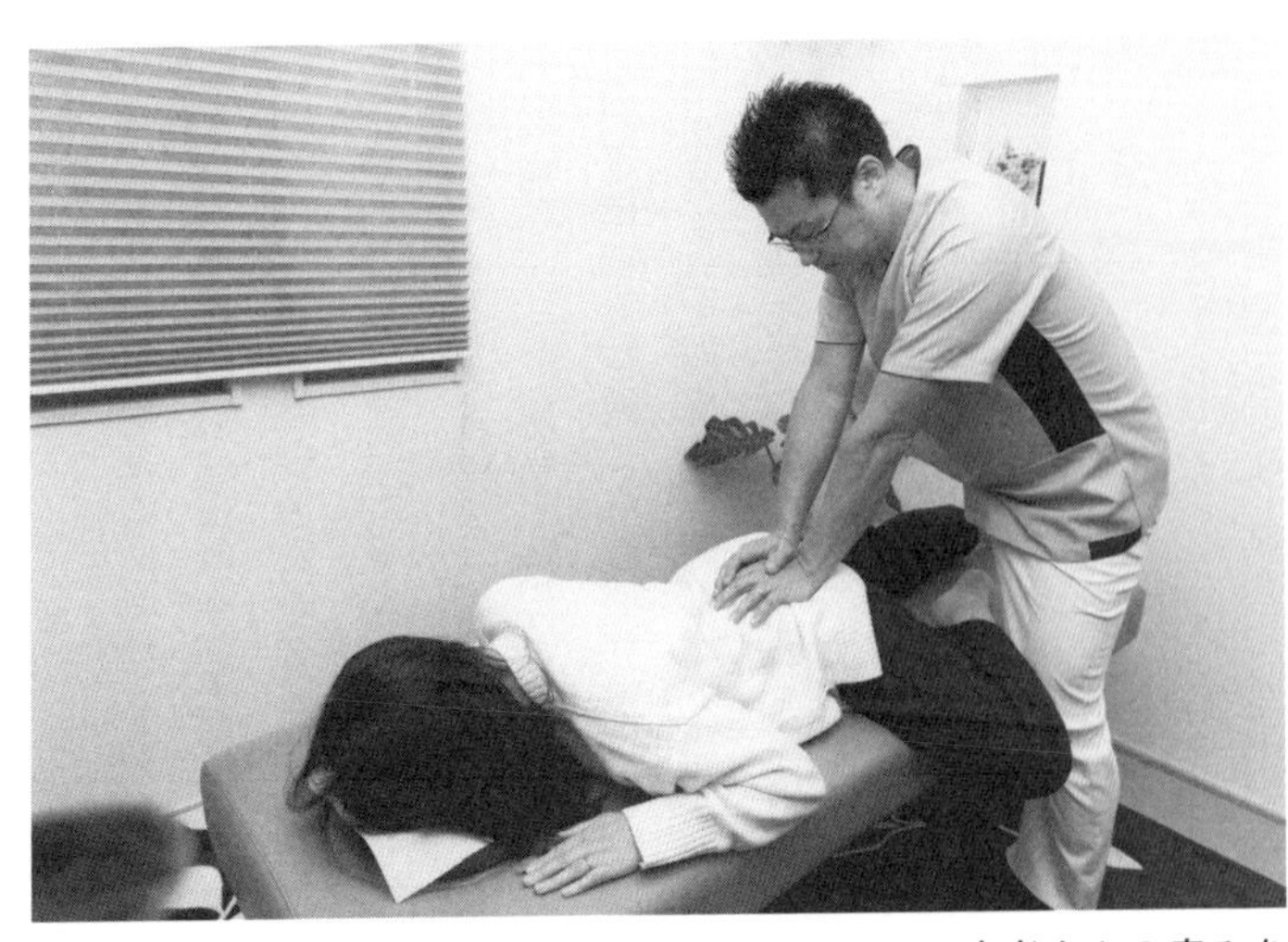

加害者を潰したら、最後に腰の筋膜をリリースして患者さんの痛みを取る

りして何層もある筋膜の流れがスムーズになるよう丹念に硬さを取っていく。

ただし、前述したように、痛みの場所とトリガーポイントは違う。腰痛でも、姿勢の悪さで首の筋膜が引っ張られた結果、腰の筋膜が伸ばされてしまい痛みが出ている場合が多いという。その際、まずすべきことは首の筋膜を緩めることで、腰への施術は最後となる。

「要するに痛みが出ている腰は〝被害者〟で、〝加害者〟は首なんです。現実の事件と同じで被害者より加害者を何とかしないといけません。いろんな施術を駆使して加害者を潰して、患者さんに良くなって帰っていただく。同時に、先ほどお話ししましたように、日常生活の中で加害者を作らないよう生活習慣を変えてもらえるようなアドバイスをしていきます」

誰しも気持ちが後ろ向きになっていると免疫力が下がるのは自然の摂理である。丸山院長がいくらプラスに引っ張ろうとしても、患者さん自身の心がマイナス状態だと、当然、治りにくい。そこで、腰痛を治すのと同時に、患者さんと話しながら気持ちを明るくしてもらうための心理学的な要素を合わせた治療を行っていくわけだ。

「うちの理念は『笑顔と感動の創造』で、患者さんに帰っていただく時には笑顔で感動してもらいたい。ただ痛みを取るだけでなくて、心身ともに健康になって帰ってほしいです」

繁華街でも駅近でもない住宅街に開業し、近隣の方々からの絶大な信頼を受けて今年でいよいよ5年目を迎える。開業早々に襲ったコロナ禍でも患者さんは絶えなかったどころか、原因不明と病院でサジを投げられた患者さんの重い慢性腰痛を解消したことがあるというから、その実力はお墨付きだ。

それでも、「まだまだ神ワザとは言えませんよ。せいぜい5合目くらいです」と謙遜する丸山院長の成長が楽しみである。

（取材・文／萩原）

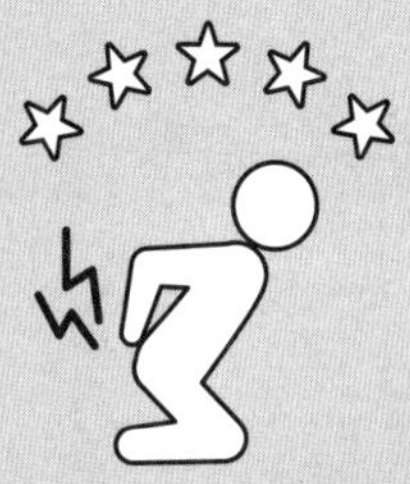

―― 長引く腰痛を改善に導く神ワザ治療院15選 ――

宮本啓稔院長
新宿西口鍼灸整体院
（東京都新宿区）

人体の「膜」に着目した施術で抜群の治療効果
独自開発の器具により「無痛の鍼治療」も実現

少林寺拳法の「整法」をきっかけに治療家の道へ

ＪＲ新宿駅西口から徒歩10分、都営大江戸線新宿西口駅Ｄ５出口から徒歩１分。Ｄ５出口から小滝橋通りを北に進み、一つめの信号の横断歩道を左に渡り、正面に見える11階建ビルの５階に『新宿西口鍼灸整体院』はある。院の看板などは出ていないが、曲線バルコニーのビル入口にある案内板で確認できる。

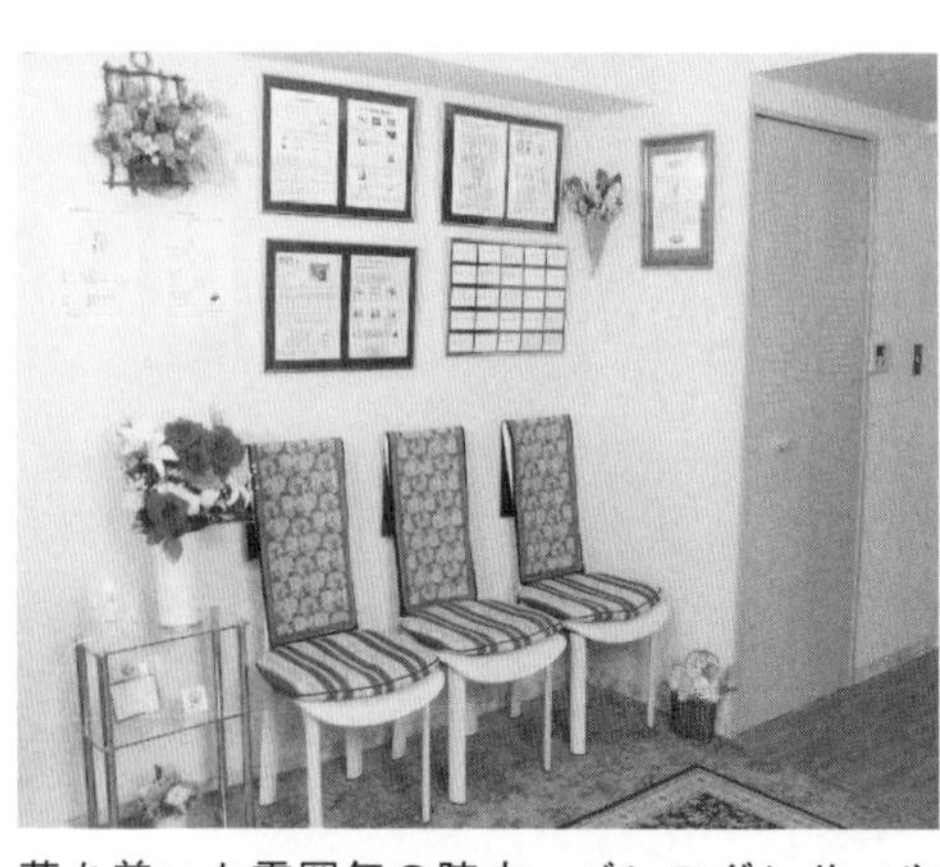

落ち着いた雰囲気の院内。バレエダンサーやフィギュアスケーターなどの患者さんも多い

ビル入口の奥にあるエレベーターで５階に向かうと、宮本啓稔（みやもとけいじ）院長が出迎えてくれた。鍼灸師であるとともに、少林寺拳法の有段者でもある。宮本院長が治療家の道へと進んだのも、学生時代に修練を積んだ少林寺拳法の『整法』を知ったことが端緒となったという。

少林寺拳法は、三法二十五系六百数十の技法体系から構成される武道だ。三法とは「剛法・柔法・整法」とされる。剛法は打撃系技術である突き、蹴り、受け、柔法は抜き技、投げ技、関節技。そして、最

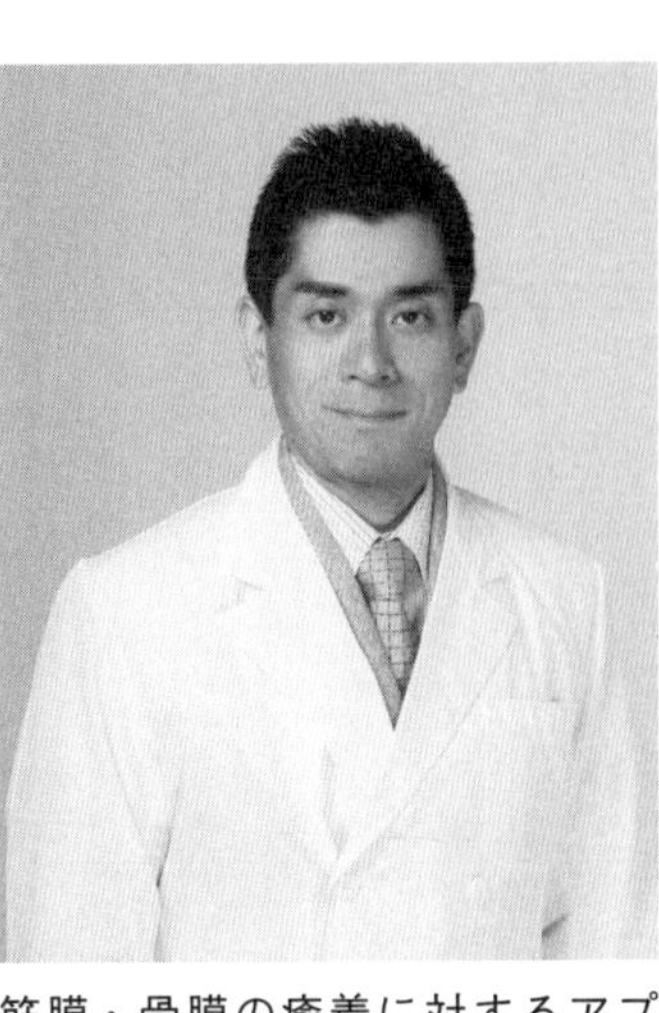

筋膜・骨膜の癒着に対するアプローチに注力する宮本啓稔院長

後の整法が経絡秘孔を使った身体調整法、人を治す技なのだという。

「武道は、もともと人を壊す技と治す技が一体です。例えば、首の喉仏の横にある〈人迎(じんげい)〉というツボは、一本拳で強く突けばどんな大男でも卒倒しますが、優しくジワーッと触ることによって、首の痛みを取ったり、ムチ打ちや腕の痺れを治したりできます。整法を学ぶようになって、人体の不思議さに目覚めたのが、治療家の道へと進むきっかけとなりました」

少林寺拳法の指導者の紹介で、渋谷にある日本鍼灸理療専門学校に入学する。当時は、全国に鍼灸学校が二十数校ほどしかなかったため、紹介がなければ入学は難しかったという。

鍼灸学校在学中はマッサージのアルバイトをしながら、卒業後は治療院に勤務しながら、あらゆる治療法を学んでいくことになる。その内容は幅広く、経絡治療、療術、カイロプラクティック、野口整体、身体均整法、温熱療法、筋膜リリースなど、物理的な治療法から気功法、古代文字治療、石や宝石による治療法、NLPなどの心理療法、催眠療法にまで至った。

「やはりどの治療法も、Aさんは治ったけど、Bさんには効果が薄い、といった具合に完璧ではありません。その人、その症状に効果の高い治療法を提供するために、さまざまな療法を学んでいきました」

「膜」に着目した施術で治療効果が劇的にアップ

たゆまぬ研鑽を続ける宮本院長だが、どんな症状でも確実に治す治療法を追い求める中で辿り着いたのが「膜」だという。

「〈膜〉に秘密があるということです。膜の治療によって経絡や運動線など、人体に存在するあらゆる〈流れ〉の意味が理解できるようになりました」

この治療法を施術に取り入れることにより、治療効果が劇的にアップしたのだという。

最近でこそ「筋膜」という言葉は耳にするが、そもそも「膜」とは何なのか？

宮本院長が詳しく説明してくれた。

「物質や生物などの多くは〈膜〉からできています。極小の単位で言うと、素粒子の構造もそうですし、細胞も〈細胞膜〉がありますよね。筋肉も束になっていて〈筋膜〉で包まれてつながっています。また、骨は〈骨膜〉、内臓は〈漿膜（しょうまく）〉、人体は皮膚という〈膜〉で覆われています。そのほか、地球も大気圏という〈膜〉に覆われていますし、宇宙もボイドと言って泡のような構造をしているという説もあります。

つまり、この〈膜〉がエネルギーを失い、弾力性がなくなることで、動きの流れが悪くなってしまうわけです。それにより縮んだまま元に戻らなくなったり、炎症を起こしてしまい、表面がベタベタして〈カタマリ〉のような癒着ができることもあります。それが周辺組織を引っ張ってさまざまな問題を起こすのです。

〈膜〉には痛みを感じる感覚受容器も多く存在しています。例えば、骨折して痛いのは、骨自体の痛みというよりも、〈膜〉が傷つくことが原因とも言われています。これらの〈膜〉が関係する現象が『皮膚・筋肉・靭帯や腱・骨・内臓』で起こることによって病気になる、というのが、二十数年間にわたって治療法を学んで得た結論です」

腰痛の本当の原因は腰にはない

新宿西口鍼灸整体院（東京都新宿区）

同院の患者さんは新宿という場所も影響してか、30代~40代という比較的若い人が多く、高齢の患者さんは少ないという。プロのスポーツ選手なども来院し、特にフィギュアスケーター、そしてバレエダンサーも多いのが特徴的だ。

腰痛専門の治療院ではないが、駆け込みの腰痛患者さんも含め、腰痛を主訴とする患者さんも多い。また、宮本院長自身も20代の頃からひどい腰痛に悩まされた時期があったため、腰痛患者さんの痛みやつらさは身をもって経験している。院長の場合は、坐骨神経痛も併発しており、夜中に四つん這いになって、生まれたての子鹿が身体を震わせるような格好で痛みに耐えたこともあったという。

その重度の腰痛の経験から院長が得た結論は、「腰痛の本当の原因は腰にはない」というものだった。

ごくごく初期の軽度の腰痛であれば、腰に直接アプローチすることで改善することもあるが、一定以上に悪化した腰痛、ましてや慢性腰痛ともなると、腰への直接的な治療を施したところで改善は難しい。一時的に改善したような場合でも、すぐに元の症状がぶり返す。

宮本院長は、腰痛の原因はさまざまだというが、代表的なものとして「ストレス」を挙げる（アメリカのジョン・サーノ博士が提唱するＴＭＳ理論によると、怒りによって交感神経が緊張し、筋肉が虚血状態になり、痛みが起こるという）。

そのほか、身体の冷え、同じ姿勢を取り続けたことによる物理的負荷の蓄積、疲労、栄養不足、睡眠不足なども原因として考えられるというが、宮本院長が腰痛の患者さんを施術していて感じるのが、「〝ある部分〟の筋肉が固くなっていること」だという。

「患者さんの90パーセントに間違いなく固くなっている筋肉がある。つまり、炎症を起こして癒着している筋肉があるということです。そのひとつはお腹の奥にある〈大腰筋〉、もうひとつは〈足の筋肉（筋群）〉です。この2カ所を、筋膜も含めて確実にしっかりと緩めることができれば、重症度の高い腰痛であっても改善できると思います。

ただし、かなり重篤な患者さんの場合だと、筋膜だけでなく、骨のキワのあたりまで〝削ぎ落とす〟ような感覚の施術が必要になることもあります。そういった場合は、手技だけで改善させるのは厳しいので、〈骨膜の癒着をはがす鍼灸〉を行うことで改善させます」

鍼というと「痛いのでは？」「怖い！」というイメージを持つ人も多い。しかし、同院では、

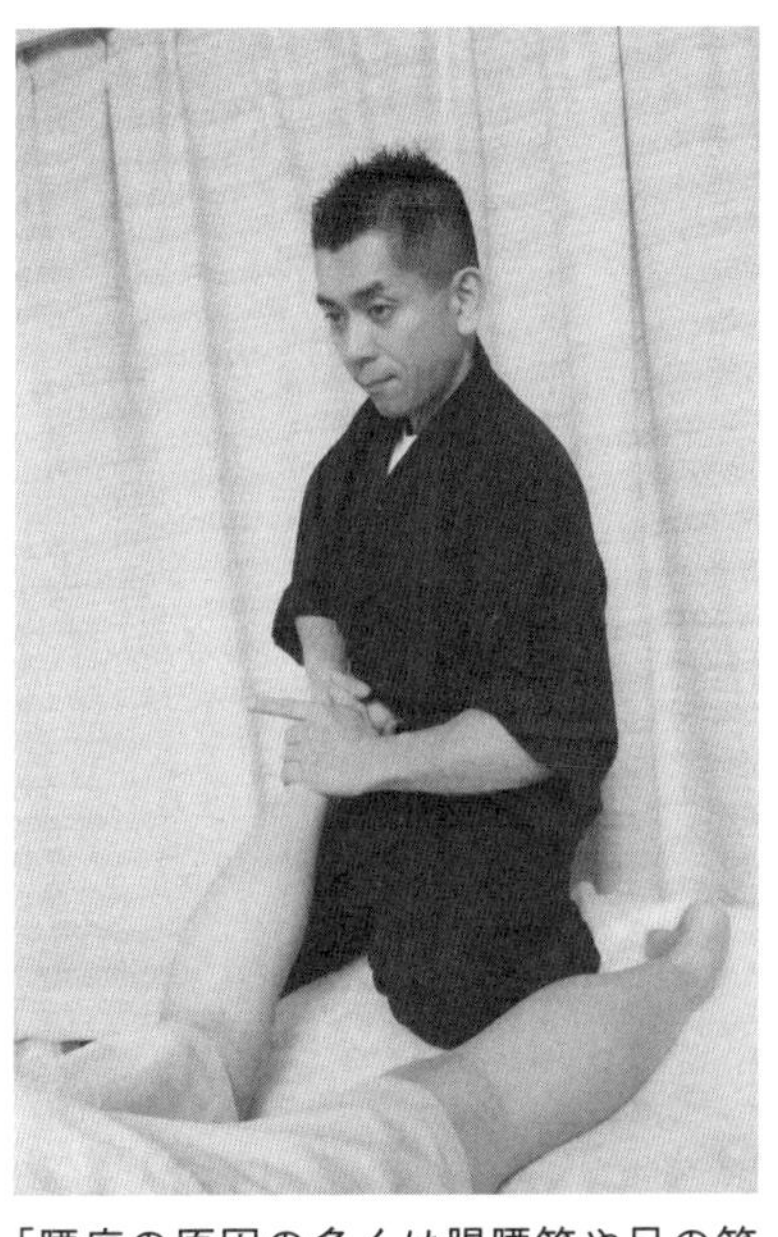

「腰痛の原因の多くは腸腰筋や足の筋肉群にある」と宮本院長

宮本院長が考案した「痛くなく鍼を打つ器具」を使用するため、ほとんど痛みを感じることなく鍼治療を受けることができる。

痛みのない鍼治療を施すには、前後左右にブレることなく経絡に的確な角度で鍼を打つ熟練の技術が必要である。もちろん、宮本院長はその技術を持ち合わせているが、特殊な

器具を使うことにより、どんな状況においても均質な施術を提供できる。つまり、より再現性の高い施術が可能となるのだ。

この鍼を打つ器具のほかにも、宮本院長はさまざまな治療道具の開発を行っている。

「人類の進歩は、道具を生み出し、使うことで成し遂げられてきましたので、道具を使うのは自然の流れだと考えています。歯医者さんや大工さん、コックさんだって素手でやる人はいないですよね。エステ業界などでは、機械（道具）の導入が進んでいますが、それに比べて鍼灸、整骨、整体業界はかなり遅れているように感じます。患者さんの治療に効果的なものであれば、臨床を重ねたうえで、積極的に導入していきたいですね」

重篤、慢性的な腰痛は癒着を取り除くことがポイント

同院での腰痛治療は、主に筋膜リリースと独自の鍼治療がメインとなる。

「骨格の治療などで改善することもありますが、元に戻ってしまうことも多い。やはり大部分の腰痛は、大腰筋と腸骨筋の収縮によって筋膜が刺激され、痛みを感じるケースです。まずは筋肉、筋膜の状態を確認し、それでも改善が見られなければ鍼治療へ移行するのが基本的な治療方針です。ただ、鍼治療を希望される患者さんには、状態を確認したうえで、最初から行う

 こともあります」

筋肉の緊張、筋膜に問題がある腰痛の場合、筋膜リリースの治療が行われる。手技とともに用いられるのが宮本院長オリジナルの器具だ。

筋膜リリースの治療とはどんなことをするのか。論より証拠。筆者のゴリゴリ音がするほどの肩こりを、宮本院長に施術していただいた。

まずは仰向けに横たわった筆者の両肩にあるこりを確認。すると宮本院長は、「このゴリゴリの原因は肩にはなく、下半身が関係しています」と即断。そして、太もも部分を挟んだ院長オリジナルの器具で圧をかけながら足先と上半身の逆方向にスライドさせる。これにより筋膜が緩み剥がれる、つまり筋膜がリリースされたということだ。全身を巡っている筋膜は、ある一定の法則に従い連結しあっているという。ゴリゴリのあった肩部分と連結している太ももの筋膜をリリースすることで、肩のこりを改善させるということだ。実際のところ、わずかな時間ではあったが筋膜リリースの施術で、筆者のゴリゴリはなくなっていた。

筋膜リリースの治療では改善が難しい重篤な腰痛や、痛みが半年以上続いている慢性腰痛の患者さんには「運動鍼」という鍼治療が行われる。運動鍼とは、一般的には鍼を刺しながら患者さんに身体を動かしてもらう治療法。同院で宮本院長が施術で使用する運動鍼は、独自の方法だという。

「鍼を刺した状態のまま、痛みを感じる動きや姿勢をとってもらいます。これも筋膜リリース同様に筋膜の連結する流れを考えながら治療を進めていくことが大切です。鍼治療でなければ治療が難しい患者さんの場合、骨のキワまで筋膜が癒着しているケースもよくあることです。この癒着を剥がす、それも削り取るような施術が必要となるため、鍼治療でなければ対応が難しいとも言えます」

例えば、上半身をねじる際に痛みが出るという患者さんであれば、あえて連結する筋膜につながる経絡に鍼が刺さった状態のまま、その姿勢をとってもらうということだ。筋膜にあえて負荷をかける抵抗運動を行うことで、不思議なことに改善が見られるという。

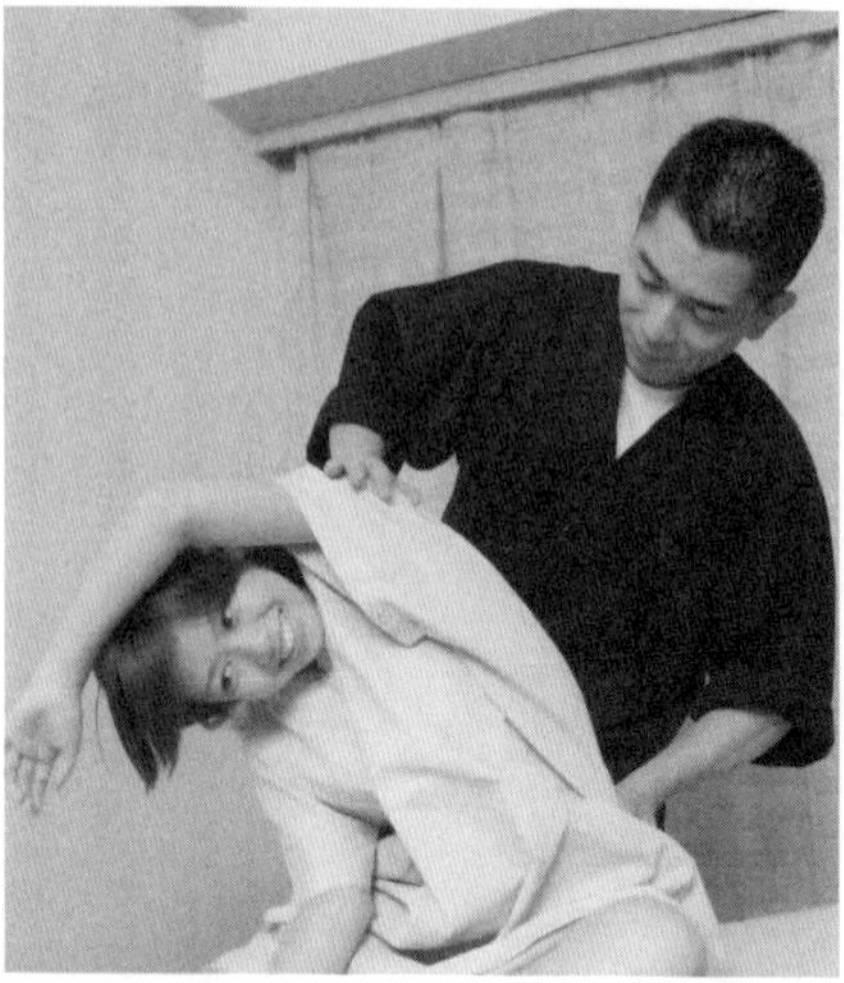

治療は頻度が大事だと宮本院長は語る。あくまでも理想と前置きをしたうえで、週に2回を1カ月半、その後、週に1回、月に1回と継続し、4カ月・1クールまで終了を根治治療の目安としている。また、治療効果を上げるために患者さんの状態に合わせたセルフ

自宅でもできるセルフケアの体操指導も行う

ケア用の体操の指導も行っている。

手術後の癒着が腰痛などさまざまな不調を引き起こす

これまで重症から軽症まで、ありとあらゆる腰痛患者さんの治療にあたってきた宮本院長。中には痺れと痛みがひどく、5メートル歩くと痛みでしゃがみこむほどの歩行困難に陥っていた患者さんが、最終的には趣味のゴルフを楽しめるまでに回復した事例もあったという。

また、同院が得意とする「手術後の傷跡治療」のきっかけとなったのも腰痛患者さんの治療だった。

「手術の傷跡が腹部にあり、傷跡部分と腰に痛みが生じ、30年間まっすぐに起き上がれない女性の患者さんでした。さまざまな治療を施しましたが、まったく改善が見られません。そこで手術後の傷跡の癒着を剥がす鍼と棒灸を続けたところ、見事に改善されました。傷跡部分は軽く押しても『イタッ!』と声が出るほど固くなっていたのです。この施術が現在も行っている〈手術後の傷跡治療〉の根本となっていきました」

さらに、最近増えているのが、美容整形手術後の傷跡の癒着による不調だという。例えば、リフトアップで引っ張り上げた際の切開部分が癒着を引き起こす。それにより絶え間ない頭痛に見舞われ、心身ともに疲れ果て、うつ病寸前の状態になった患者さんもいたそうだ。手術自体は問題なく完了しているため、西洋医学的には治す手段はない。このため、困り果てた患者さんが東北や九州などの遠方から泊まりがけで来院するという。

「手術後の傷跡が癒着し、それが不調の原因となっているという認知度は低いのが現状です。不調の大きな原因のひとつに手術の傷跡がある、ということを広く知っていただくこと。そして、その原因不明のつらい症状、不調の治療法はあるのだということを、啓蒙も含め伝えていきたいと思っています」

宮本院長の治療家としての信条は極めてシンプル。「誠心誠意施術すること」。

「何をやっても治らない患者さんであっても真剣に向き合い、痛みや不調を取り除く方法を考え抜くと、新しいアイデアや解決策が見えてきます。私の治療の根本は『現場での経験の積み重ね』に尽きます」

今後は、手術の傷跡治療とともにバレエやフィギュアスケートの身体操作・身体理論を取り入れた治療法も確立させたいという。『どんな症状でも確実に治る治療法』を真摯に追求する宮本院長のさらなる研鑽の日々は続く。

（取材・文／松岡）

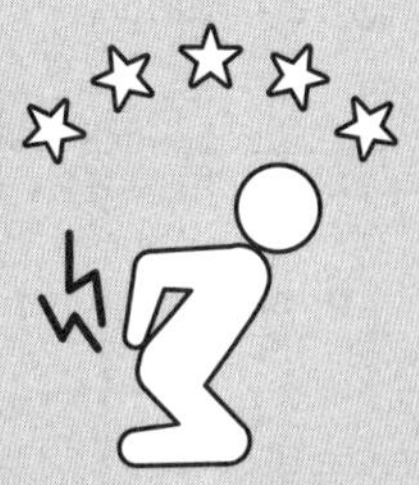

―― 長引く腰痛を改善に導く神ワザ治療院15選 ――

森本享院長
ル・フェール整骨院
（愛知県名古屋市）

身体均整法に基づくオリジナルの叩打法で内臓の働きを改善して腰痛を体内から治す

拳で振動のはね返りを確認して分析する

時として名医というものは、駅前の目抜き通りや繁華街の一角にあるわけではなく、カラフルな看板もなく、渋めの控え目なマンションの一室に存在するものである。道行く人の目を引く派手な装飾がなくとも、知る人ぞ知る名医の治療を求めて遠方から新幹線や飛行機に乗ってでも患者さんがやって来るというものだ。

森本亨（もりもととおる）院長の『ル・フェール整骨院』がまさにそれだ。名古屋駅から地下鉄東山線に乗り、名古屋一の繁華街・栄を過ぎてその先の池下駅で降りる。ほんの3分ほど歩くと名古屋の大動脈・広小路に突き当たるが、そこからすぐのごく普通のマンションの5階にある。

「僕の治療には畳1畳か2畳分くらいあれば十分ですし、出張治療で日本中行くので場所は関係ないんですよ。この間も和歌山の熊野古道のあたりまで5時間かけて呼ばれましたよ（笑）」

そう言って笑う森本院長。院名のル・フェール（refaire）とはフランス語で〝生まれ変わる〟という意味。どこへ行っても良くならない、つらい痛みを抱えた患者さんが、はるばる首都圏や関西、九州などから生まれ変わりたいと願ってやって来るという。

到着早々に紹介されたのが森本院長とは長い付き合いになるという患者のKさん母子。もともとはKさんの夫が腰痛がひどくて治療を受けて改善したのがきっかけで、それ以来、「ずっ

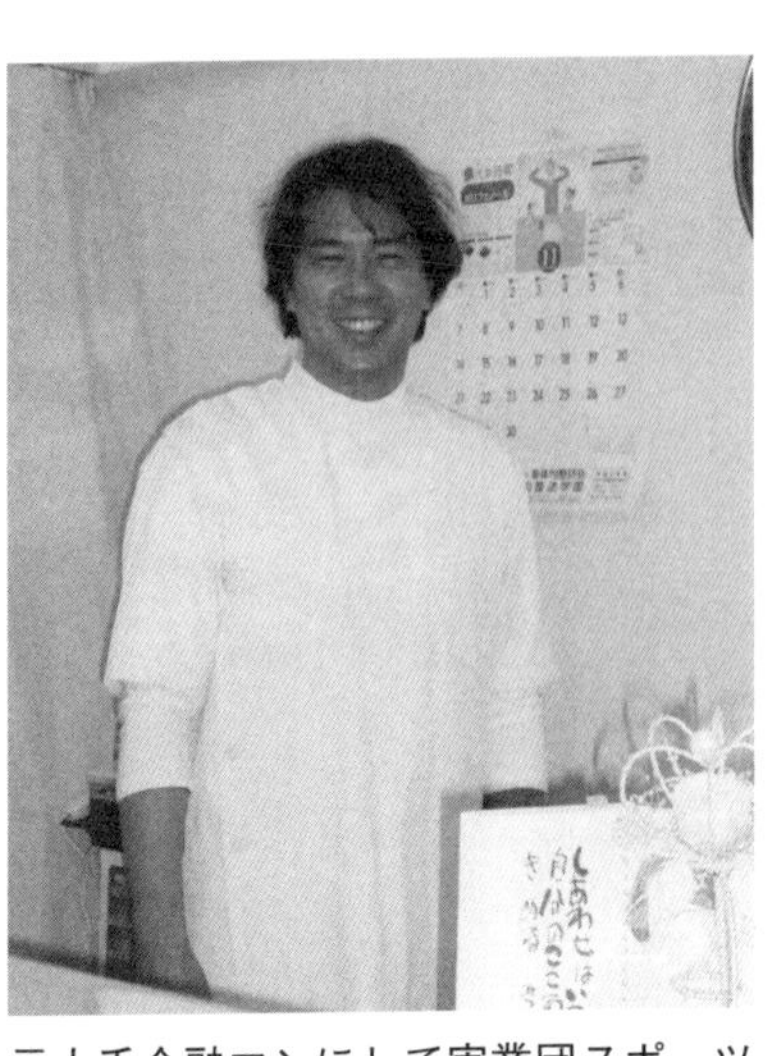

元大手金融マンにして実業団スポーツの経験者という経歴の森本享院長

と先生のお世話になっています。いないと困ります」とKさんは笑う。

さらに2023年3月、息子さんがある日突然、起きたら左肩が動かなくなり、病院で診察を受けても原因が分からないと言われてしまう。しかも、徐々に骨が固まっていったというから尋常ではない。藁にもすがる思いで森本院長を訪ねたところ、1回の治療でかなり改善し、半年ちょっと経った今では普通に動かせるようになったそうだ。

「僕が得意なのは歩行での動作分析と後ろ向き動作による痛みの改善です。主に背中や腰、足のあたりを叩くように撫（な）でる叩打（こうだ）法、それと階段を使って治療をする。この2つが僕の肝なんです。これは全国的に見ても聞いたことはないですね。僕が話すより見てもらった方が早いと思うんで、やってみましょう」

そう言うと森本院長は右手に軍手を二重にはめると、「外に出ましょうか」と言った。

マンションのロビーと階段が施術場所に変身

不思議に思ってKさん母子の後についいて外に出ると、2坪の広さもないような5階のロビーでさっそく治療が始まった。森本院長の指示で息子さんは腕を振って歩き、その様子を森本院長が見ている。何度か歩くと、今度は上げた両手をドアにつけて立つように指示された。どうやら、歩き方を見て、どこが悪いか分かったらしい。

「動診と言って、歩いている患者さんの動きを診ることで、どこの内臓が悪いか分かります。腰痛もそうですけど、身体の異常はたいてい内臓が原因なんですよ。ですから、原因となっている内臓につながっている経絡を叩いて振動のはね返りを分析しています」

続いて森本院長は、息子さんの背中、というか脇のあたりから腰、ふくらはぎのあたりを、軍手をはめた右手を軽く握って、小指側の丸めた部分でトントン、トントン……とリズミカルに叩き始めた。森本院長によれば「これが僕のオリジナルの叩打法です」とのこと。

一見すると強く叩いているように見えるので、「痛くないんですか?」と訊ねると、「じゃあ、やってみますか。どこか悪いとこあります?」と訊かれた。そこで右肩が五十肩で、少しは良くなったのだけれど、まだ後ろに回すと激痛が走ることを告げた。そして、森本院長の指示で、まずは息子さん同様何度か歩いてみた後、同じ姿勢でドアの前に立った。

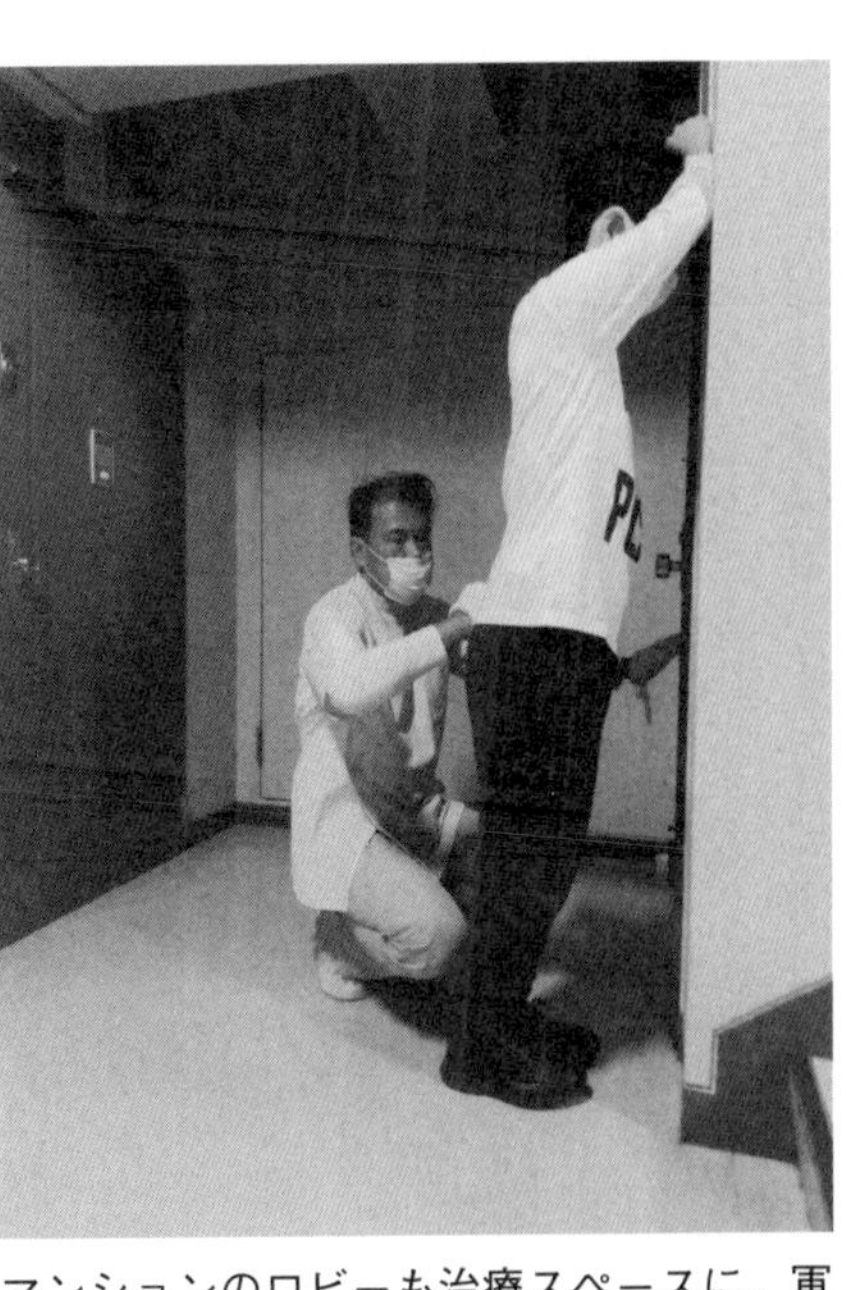
マンションのロビーも治療スペースに。軍手を二重にはめて、軽く握った右手で患者さんの背中や足を叩く

トントン、トントン……と背中の右側、腰から足にかけて森本院長が叩き始める。「愛があるから痛くないんですよ」と森本院長は冗談を言うが、実際、痛みはさほど感じなかった。

　にも関わらず、身体の深部、内臓に響くような感じを受けた。5、6分叩くと、もう一度歩いてみるよう指示され、森本院長はそれを見た後、もう一度ドアの前に立つよう指示し、再び右手でトントンと叩き始めた。やはり、5、6分叩いた後、今度は「そこの階段の真ん中ぐらいに立って、手すりを両手で握って立ってください」と言った。

　言われるままに手すりを握って立つと、「右足を上げて僕の肩の上にのせてください」と森本院長。階段下に立つ院長は神輿の担ぎ棒を持つように足を両手で持った。「力いっぱい下に降ろして」と言うので思いきり力を入れた。「はい、もう1回」と言われて再び力を入れた。

「ＯＫ！　じゃあ、もう1回歩いてみましょうか」

森本院長に言われて歩いてみると、実に身体が軽い。動く歩道を歩いているようだというと大袈裟かもしれないが、推進力がついたようだった。しかも、右肩を軽く回してみると、全然痛みがない！　これには驚くしかなかった。感動して何度か回してみるが痛みはない。

「あまりやりすぎないように」と、森本院長に止められるほどであった。

なんだか狐につままれたような感じで右肩を軽く動かしながら部屋に戻り、Ｋさん母子が帰られた後に再び取材を続行することになった。

身体均整法をベースにした叩打法で内臓の働きを治す

鍼灸、指圧、接骨、カイロプラクティック、骨盤矯正……など整体にはさまざまな手法があるが、まさに神ワザと言うしかない森本院長の施術法は「身体均整法」をベースにしている。

身体均整法は１９６０年代に手技療法家・亀井進氏によって確立されたという。愛媛県松山に生まれた亀井氏は、戦後、ＧＨＱが在来の民間療法（療術）を非科学的として一切禁止しようとしたため、運動系の視点からさまざまな療術の技術の再統合を試みた。

それが身体均整法で、その理論は、運動系の観点からオステオパシー（自然治癒力を高める

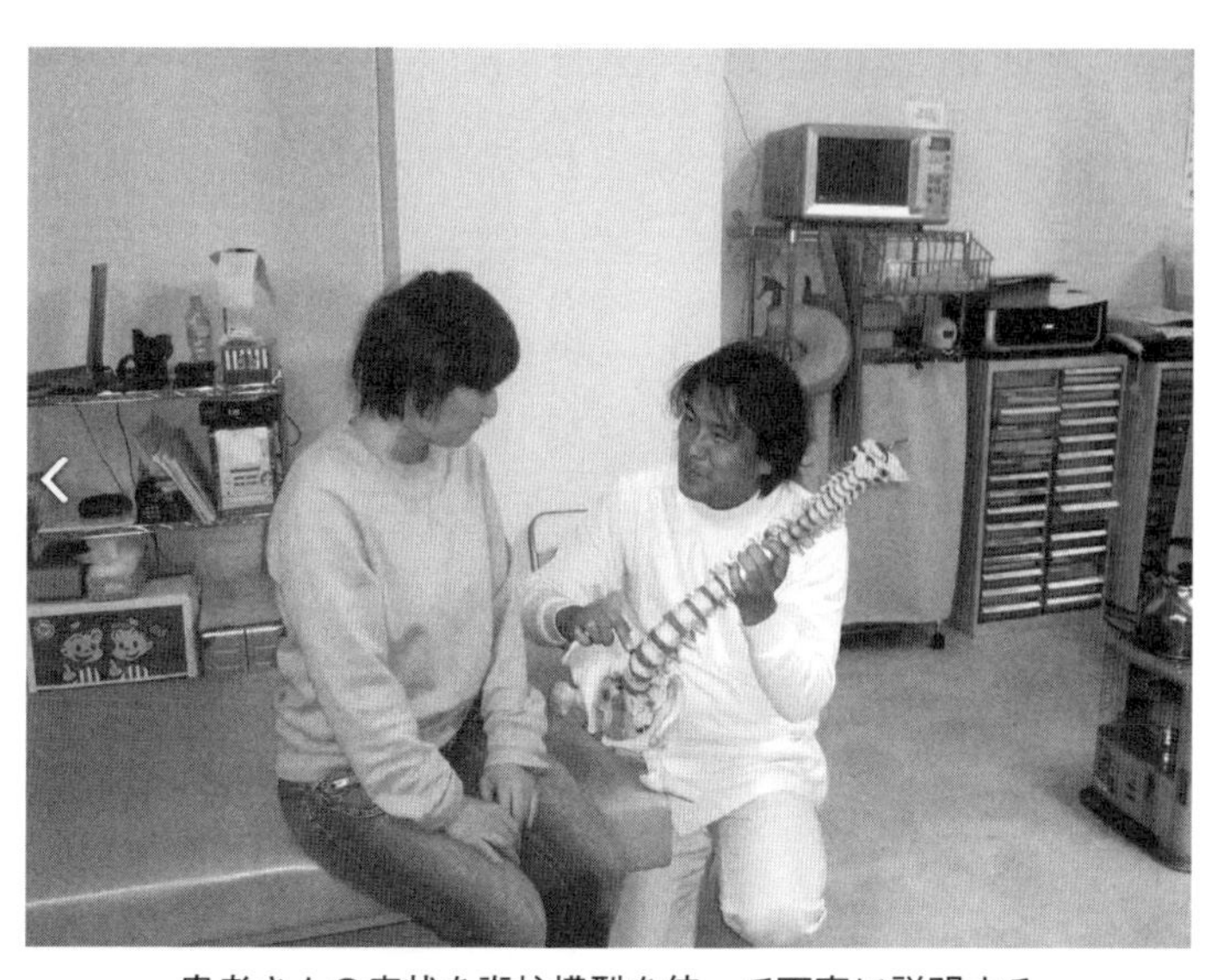

患者さんの症状を脊柱模型を使って丁寧に説明する

療術）、スポンデロテラピー（脊髄反射療法）、カイロプラクティック、経絡、整体などの長所と短所を巧みに組み合わせて体系化したものだそう。解剖学や生理学などに基づき、姿勢と運動、関節や筋肉、神経の走行などを調整し、身体の重心のコントロールと体形のゆがみに立脚した独自の手技療法が身体均整法である。

その特徴は「可動性」「平衡性」「強弱性」の三原則と言われている。

「可動性」とは身体機能や動作におけるバランス、つまり、筋肉や皮膚などの動きの早い、遅いや機能のことを言う。次に「平衡性」とは、骨格系やその形、バランスのことを指しており、骨格が整っているか、ゆがみなどが生じていないかに注目する。

「強弱性」とは神経系のバランスを指しており、力が入ったり入らなかったり、痛みがあるかないかなどである。この三つは相互に深く関連しており、身体均整法では、この三原則をうまく活用しながら実際の施術で身体全体を整えていくわけだ。

ただし、森本院長の場合、こうした身体均整法はあくまで治療理論のベースでしかなく、世の中に二つとないオリジナルの治療法となっている。その理論を説明すると――。

「体の内面がおかしな人がほぼ9割。内面というのは臓器です。僕の場合は全身を体系的に診て、頭と消化器、泌尿器、循環器、呼吸器、生殖器……と内臓全部を見てるわけです。結局、原因となる内臓が見つかったら、まずそこをやりましょうというわけで叩打法で分析をすすめる。結果的に〝あれ、手動くじゃん〟みたいな感じです。それが腰痛でもやることは変わりません」

ここで、そう考えるに至った森本院長の経歴を簡単に紹介すると、1967年の名古屋生まれで、中学時代からバレーボールをやっていたが、怪我をして陸上競技に転身し、実業団の中距離ランナーとなる。3カ月ほどやったところ注目されて一部上場の強豪企業からスカウトが来たというが、給料面で納得がいかずに断ったと笑う。

「かつての大手信託銀行の不動産部にいましたけど、毎週末は飲み歩いてましたね。でもね、運動やっている最中から、なぜか人が治せたんです。サッカー見てると、よく足を傷めた選手にトレーナーが手当てしてるでしょ。ああいうのができたんです。同僚にやってみたり、友人にやってみたりしました。その瞬間は『ギャー』って叫ぶんですけど、歩いてみると、『あれ、痛くない！』って」

一方で、銀行部門と違って出来高制の不動産部門では収入に不安があり、将来を考える中で手に職をつけようと決断する。そして、信託銀行に通いながら夜間の専門学校に学び、柔道整復師の国家資格を取る。だが、それもあくまで取ったというだけで現在の治療法とは関係ないと断言する。その後、さまざまな勉強会に通う中で、20年ほど前に身体均整法に出合う。

当時は東京・池袋にあったという身体均整法の学校に通い、知識と技術をマスターする。

消化器系内臓の働きを良くすれば痛みは消える

それにしても、身体均整法の理論と内臓に原因があるという考え方はどうつながるのだろうか？　その点を疑問に思って訊ねると、森本院長は〝同系相関〟が関係していると話す。

「同系相関と言いまして、人間の身体は四駆、４ＷＤなんですよ。今は二本足ですけど、進化する前、四本足で歩いていた時代は手足の４本で歩いたり走ったりしていたわけでしょう。まさに四駆じゃないですか。ですから、同側、前後の手足は影響し合っています。だから、肩が悪い時は足をやる。身体均整法の理論に基づいて、その場所を叩きながら分析する。それで経絡が刺激されて気の巡りが良くなって推進力がつく、同時に、内臓の働きも一気に良くなるわけです」

先ほど、記者の右側の腰と足を叩き、肩の具合が良くなったのも同系相関だからだそう。基本的な考え方としては、内臓の働きが良くないから痛みが身体の各部位に現れるというものだとか。森本院長の言葉のように、例えば腰が痛いという人の半分以上は消化器系の内臓、つまり、胃や大腸、小腸、肝臓、膵臓などに何らかの異常を抱えているという。

実際、腰痛のひどい人は便秘や下痢を抱えている人が多いようで、消化器に関係した経絡を叩打法で叩いて分析していく。結果として、異常がある消化器系の内臓が良くなると痛みも消えるというわけだ。

「それだけじゃなく、もっと奥が深いんです。形だけ取ると整体とかマッサージと同じだと思われる方もいらっしゃるかもしれませんけれど、一つひとつのやり方を細かく見ていくとまったく違います。叩打法もマッサージで使われるものと違い、軽く握る感じで力を入れる。その際、拳の真ん中を開けて力を逃がしています。だから見た目ほど痛くないんです」

そして、何より森本院長の治療法が興味深いのは、こうしたマンションのロビーを利用した立位での叩打法が、全体の治療の時間においても効果においても7割～8割を占めているという点だ。最後に室内のベッドでも身体均整法に基づいた手技を行うが、それはあくまでも補助的なものだという。ただ、それも神ワザには間違いないようだ。なぜなら、記者も体験したが、横になった患者さんの足を動かしたり、膝を立てたりした際にできた衣服のシワの寄り方を見て、その左右差などから異常がある内臓を見極めて手技を施すというのだ。

「膝をちょっとだけ動かしてみるとシワができるでしょう。異常があると一瞬のシワがイレギュラーな動きをするんです。アリがソワソワしたくらいの微妙な動きですけどね」

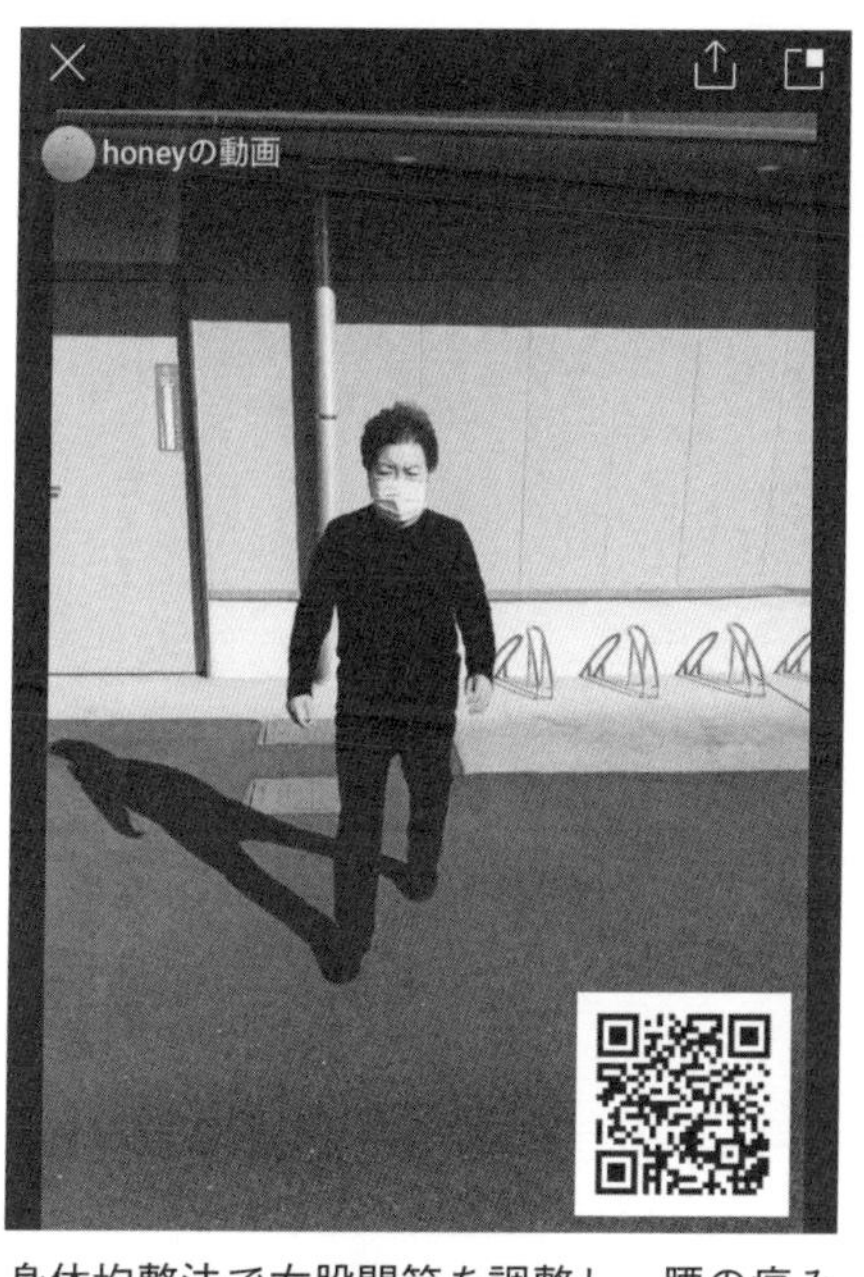

身体均整法で右股関節を調整し、腰の痛みを取る。上記動画は施術後の様子

その結果を見て、原因箇所を突き止める。そして、「ピンポイントで内臓を触って治療します」とのこと。内臓を触る？　これも森本院長が編み出した治療法だというが、腰痛で消化器系の内臓、仮に大腸に問題があるとすれば、外から大腸を触って治すそうだ。

その一方で、腰痛であれば足を屈曲させたり、踵を肩に当てて持ち上げて振動を与えたり、足首をひねったりするなどして、第一腰椎~第五腰椎、腰仙関節、仙腸関節などの異常を身体均整法に則って調整していく。それがいわゆる残りの2割、3割の治療で、足して10割ということで治療は完成する。

——以上が腰痛治療を含む森本院長の施術の概要である。

それにしても、メーンとなる治療が行われるのは歩き方を診断するための駐車場やマンションの階段なのだから、確かにおそらく日本に二人といないユニークな治療家と断言してもいいのではないだろうか。

「新幹線に乗って神戸からやって来る腰の悪い御婦人がいます。叩打法をやると、『なんでこんな5分くらいで痛いのが取れるか、ちょっと分からん』っておっしゃいます。『そりゃあ、あなたが考えたって難しいですよね』って笑うんですけどね。でも、もっと精度を上げていきたいと思っています。立位だけで10割は無理ですけど、目標8、9割いきたいと思います」

早くも次の患者さんがやって来て慌しい取材も終わり、帰ろうとして上着を手に取って右手を袖に通そうとしたところ、全く痛みがなかった。脱ぐ時は「イタタッ！」と言っていたのが嘘のようだ。森本院長には丁寧にお礼を言い、マンションを後にした。

（取材・文／萩原）

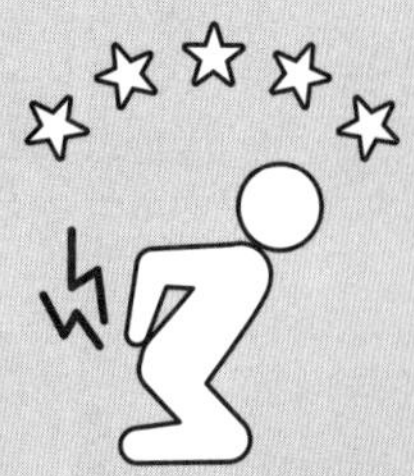

── 長引く腰痛を改善に導く神ワザ治療院15選 ──

湯山裕太院長

整体院ワイアスリートケア

（神奈川県横浜市）

年齢性別問わず、施術後は歩いて帰れるように！
プロのアスリートも密かに通う隠れ家的整体院

プロ選手も頼る隠れ家のような治療院

JR関内駅からほど近い『整体院ワイアスリートケア』は、その名の通り、プロ野球選手を始めアスリートたちが足しげく通う治療院だ。マンション5階の一室にあるが、看板を出していない。知っている人しかたどり着けない、隠れ家のような整体院なのである。予約枠は1日5名に絞られ、院内の動線を含め患者さん同士が鉢合わせしないための配慮がある。プロアスリートは怪我が非公開な人もいるそうだが、ここなら秘密が守られ安心して治療を受けられる。

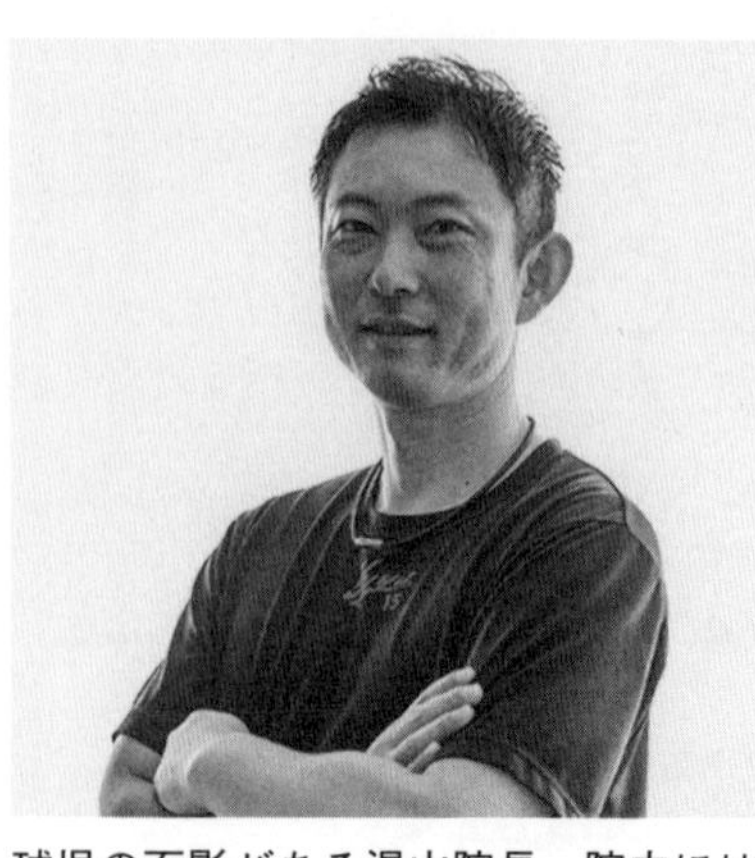

球児の面影がある湯山院長。院内にはサイン入りユニフォームがいっぱい

「4年前に開院したときの第一号はDeNAベイスターズの選手たちでしたし、紹介で来てくれる人も当初は全員プロ野球選手でした。その後に他の競技のアスリートが来るようになり、そこから選手のお母さんや、一般の人に広がっていきました」

湯山裕太（ゆやまゆうた）院長によると、現在アスリートと一般の患者さんの割合は「半々くらい」。ここでは最高のフィジカルを追求するプロアスリートレベルの施術を、希望すれば誰もが受けられるわけだ。

「アスリートではないのですが、大丈夫ですか？」という問い合わせも多いですが、もちろん大丈夫です。最近はホームページやSNSを見て、遠方からの人も増えています」

遠方の人は、国内は北海道や沖縄から、海外ではオーストラリアやカナダからも来院する。

現在、患者さんの男女比はやや女性が多く、年齢層は赤ちゃんから90代までと幅広い。幼児の場合は「言葉が遅い」など発達に関するお悩みでママさんが連れてくる。高齢者のほとんどが脊柱管狭窄症で、腰痛で歩くのもやっとな状態でやってくるが、帰りはスタスタ歩いて帰るそう。年齢性別問わず、「改善されなかった人はいません」というから、なんとも心強い。

腰痛から野球の道を諦め治療家に

ここの患者さんで一番多い来院理由は、腰痛と肩・肘の痛みだという。プロ野球選手をはじめアスリートに多い故障だが、運動習慣のない場合でも長年つらい思いをしている人は多い。

湯山院長自身も、重い腰痛経験者だ。小学5年生から野球を始めて毎日、一日中、野球漬けで、高校、大学も野球部推薦で進学したという野球エリートだったが、中学時代からひどい腰痛に苦しめられ、人生を翻弄された。

「今振り返ると、腰椎分離症の症状に合致しているのかなと思います。当時はもちろん今でも、これを診断できて、治せるドクターはほとんどいないです」

中学野球部のレギュラーだったが、大事な2年間を腰痛のリハビリで棒に振った。野球部推薦で入った高校も腰の激痛により1学期で退部、退学。アメリカ・フロリダ州の高校に受け入れ先を見つけて留学し、練習量を減らして野球を続けたが、2年目に肩を壊して帰国。一年間のリハビリ後、肩の手術をして大学進学するが、3年生で再び肩を壊し、ピッチャーなのに塁間のボールも投げられなくなった。大好きな野球を続けたくて病院、整骨院、鍼灸院、整体院を回り手を尽くしたが、復帰は叶わなかった。この経験から、「他の選手たちには怪我による苦しみを味わってほしくない。悔いを残したまま野球を断念させたくない」と、治療家になろうと決めた。大学卒業後、柔道整復師専門学校を経て国家試験に合格すると、横浜市内の接骨院で働き、2年後に住金鹿島硬式野球部の専属トレーナーになった。が、そこで壁にぶつかる。

「3年間トレーナーをしながら自分の不甲斐なさに直面し、これはダメだ、もっと学ばないと、と思い、住金を辞めて鍼灸専門学校に入り直したのです。自分が苦しんだからこの職業を選んだのに、怪我を治して復帰させてあげられない選手がいた。それにだいぶ打ちのめされ、何か変えないといけないと思ったのがきっかけです」

整形外科で働きながら専門学校で学ぶ間、自分を追い込みすぎて苦しかった。睡眠時間を削って猛勉強し、試験のストレスもあり何度も倒れて入院したという。柔道整復師と鍼灸師、どちらの勉強がより大変だったか聞くと、湯山院長は「鍼灸のほう。東洋医学がなかなか頭に入らなくて」と即答した。鍼灸師免許取得後、2014年にプロ野球DeNAベイスターズの春季キャンプトレーナー、2017~18年は関メディベースボール学院の専属トレーナーを務めた。そして2019年に『整体院ワイアスリートケア』を開業して現在に至っている。

試行錯誤してわかった慢性腰痛の原因と治療法

湯山院長が考える慢性腰痛の原因と治療について、できるだけやさしく教えていただいた。

「慢性腰痛の人で、病院の検査の画像診断で異常が見つかり、椎間板ヘルニア、腰椎分離症、脊柱管狭窄症、腰椎すべり症などと診断されている人は多いです。ただ、それで痛いのかというと、全然違うんですよ。ヘルニアや分離症の人であっても、実際に問題となっているものを改善すれば、痛みが取れます。たとえば病院でヘルニアだと言われ、痛みとしびれが強くて足を引きずりながら当院に来た方でも施術後、普通に歩いて帰られることが多いのが現実です」

湯山院長によると、「画像診断で指摘される異常」は骨格など構造の問題であり、「実際に問題になっているもの」とは必ずしも一致しないそう。一方、慢性的に起こる痛みとは、全身に張り巡らされている神経細胞の情報伝達に、誤作動が起きている状態と考えられるという。

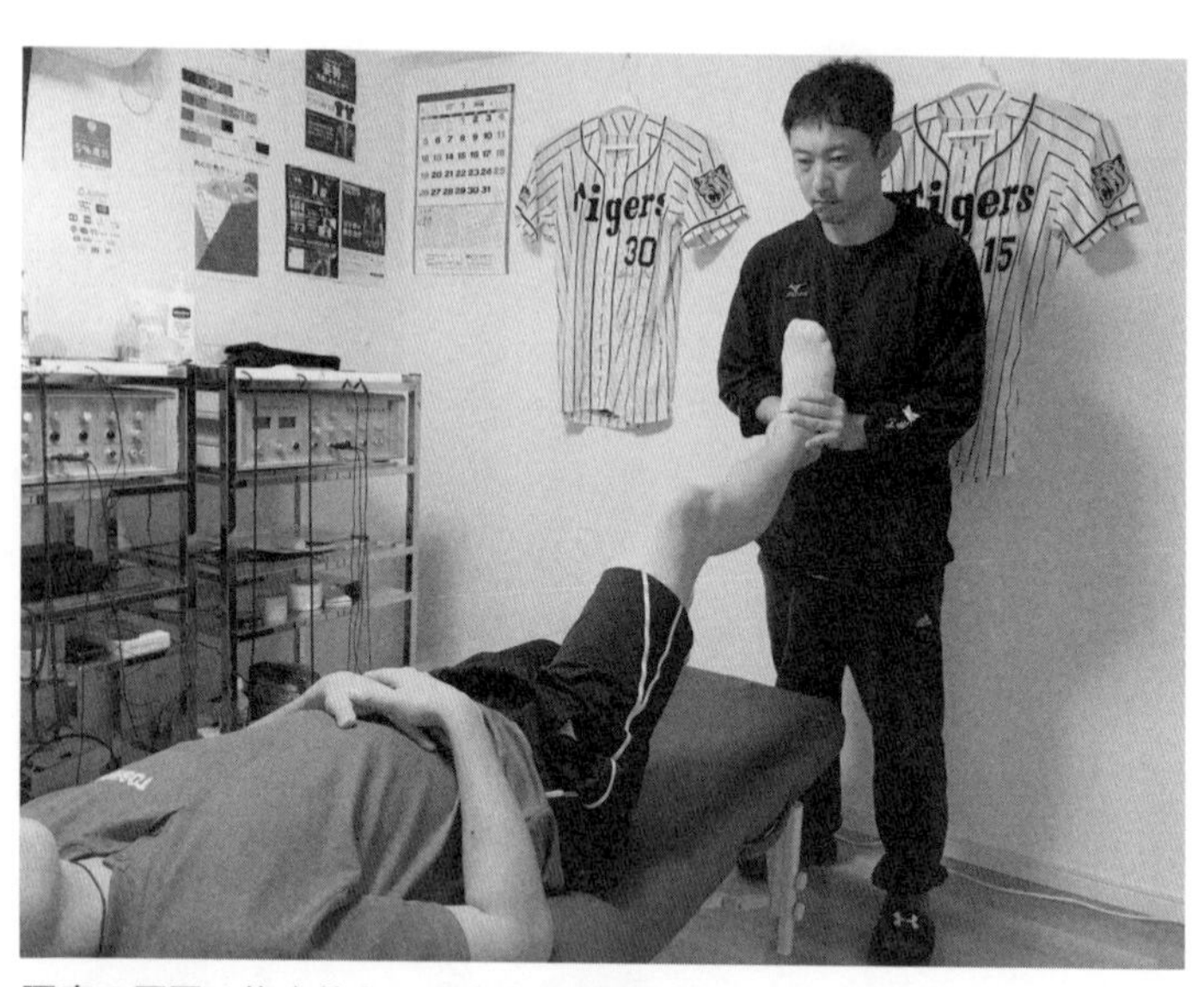

腰痛の原因は複合的なので全身を調整。奥にアキュスコープが2台ある

「慢性痛が起きるのは、電車の脱線みたいなものです。電車が脱線して走れない状態になると、その異常を脳に知らせるために痛みが出たり、麻痺したりします。脱線したところがある状態では、どこを治療しても良くならないです。脱線箇所を整えて電車が走れる状態にしてあげたら、身体が正常になり、痛みが取れます」

電車脱線のたとえは、「神経細胞のシナプス結合が何らかの原因でブロックされたり、切れたりして、脳への情報伝達がうまくいかない接続不良の状態」のことだという。身体に痛みや麻痺が出るのは、情報伝達がうまくいっていない信号だ。でも、施術によって問題箇所に刺激を送り続けていると、どこかのタイミングで情報が跳躍伝導して脳に伝わり、身体が正常に動くようになる。そうすれば痛みや麻痺も改善されるそう。

「慢性腰痛にはさまざまな原因があります。背骨、骨盤、足、体幹、姿勢、身体の使い方、内臓の問題や、精神的ストレスでも起きます。問題が起きている箇所に刺激を送って跳躍伝導をさせる施術を、メンタル面を含めて全身で行えば、痛みが取れて身体が正常に戻ります」

痛みの原因に周波数を合わせる施術

実際に、慢性腰痛をどのように治療するのか尋ねると、「柔道整復や鍼灸もできるが、現在どちらの手技も行わない」という、意外な答えが返ってきた。

「それで治るなら、しますが、結局それで治る人と治らない人がいて、違うんだなとわかっているので」ということで、もっと多くの人が治る方法を追求するうちに、別の手技を開発した。

「僕は根本的に治していきたいので、必要な〝適刺激(てきしげき)〟を行います」

湯山院長の施術は、患者さんの身体の状態を瞬時に読み取り、元のバランスに戻すものだという。その方法の、キーワードは「周波数」である。

「今の僕は、手で周波数をいじることができるので、痛みを引き起こしているのが膜なら膜、内臓なら内臓に手を当て、刺激が入る周波数帯を手から出して問題箇所に刺激を入れていくことで神経伝達のブロックを修復して正常に戻します。それで痛みが取れ、しびれや麻痺なども改善されます。以前はアキュスコープという機械も使いましたが、それは周波数が限られるので今は使いません。手で行う方が、幅広い周波数に合わせられるとわかったからです」

アキュスコープは一流スポーツ選手が愛用する最新の微弱電流治療器で、患者さんの痛みや疾患を正確に読み取り、素早く痛みを取り除いて修復する。この治療を求め、海外のスポーツ選手もこちらに来院するが、現在はそれより湯山院長の手技のほうがきめ細かく対応できるそうだ。問題箇所に適した周波数の刺激を入れるときは、手で軽く触れるだけなので、まったく痛くない。だから、赤ちゃんや妊婦さんでも安心だ。この施術は、キネシオロジー（運動学を基礎に生まれた筋肉の調整法）が身に付いているからできるもので、湯山院長は患者さんの身体に手で触れるだけで問題となっている箇所がわかり、適刺激を入れられるそうだ。

これが現在の、湯山院長の施術の特徴である。長年の施術経験と試行錯誤からだんだん考えがまとまり、この形になったのはここ2、3年だという。

「昔の勤務先がそうだったので、マッサージして押して押してという力任せで治療していた時期もありましたが、良くならないんですよ。トレーナー時代に朝から晩まで自分の時間と技術を全部捧げても良くならない。何でだろう？　と考え、いろいろ勉強してきて、こうなりました」

湯山院長はトレーナー時代から何度も「治してあげられない」ことに悩み、国内外の講習会や施術体験に行き、筋肉や神経の施術に関するいくつもの免許を取得した。その結果として、手技を深め、進化させ、現在の方法が開発された。今後もより良い治療を目指して進化していくのだろう。湯山院長の手技のＤＶＤは反響を呼び、これを学んだ塾生がたくさん育っている。

患者さん自身の認識が大事

こちらの治療は問診、施術、再発防止のための運動指導といった流れで行われる。各人の体質や性格、どこまで動ける身体を目指すのか等で内容や時間が変わるので、人により10分程度から1時間以上などと幅がある。プロ選手なら再発防止とパフォーマンス向上のための身体の使い方指導に時間をかける。院内にはトレーニング機器が揃い、フォームの修正や投球練習までできる。とはいえ、慢性痛を根本から治すのに重要なのは、「患者さん本人の認識」だそう。「根本的な悩みを本人の口から吐き出させることで、認識になっていくので、人によっては時間がかかりますが、しっかり聞きます」

どこが問題だから、この治療が必要なのだという、共通認識を持つことが不可欠だという。「この手技だけで治るということは、１００パーセントないです。何が問題なのか僕はしっか

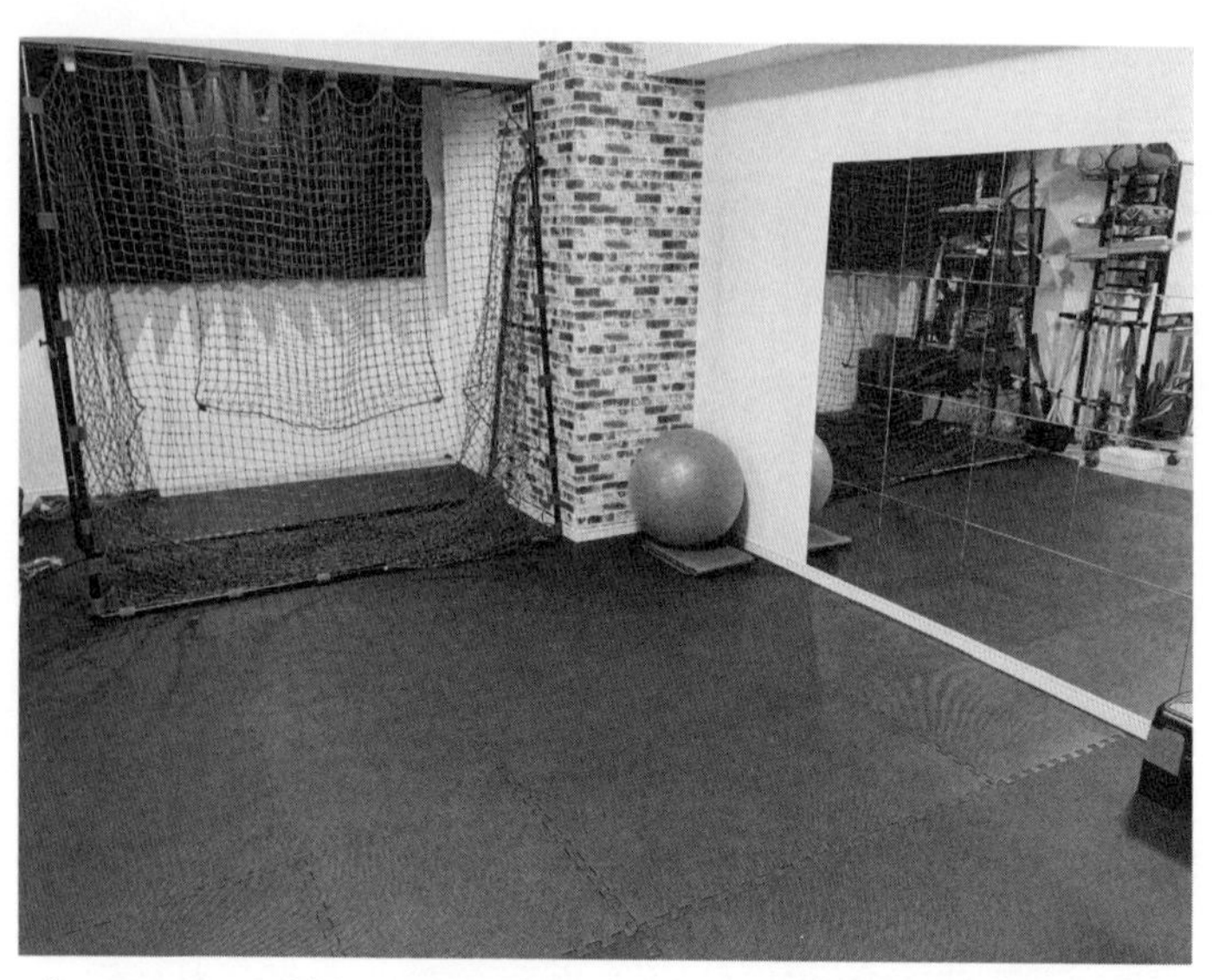
プロアスリート対応の運動指導スペース。一般の人には健康的トレーニングを指導

りチェックしますが、それを患者さん本人が腑に落ちなければ治らない。いくらいい治療をしても、ブロックがかかってしまうからです。それにはまず話をよく聞くことが大事なので、問診に時間をかけ、施術中も一つ一つ対話して納得してもらっています」

一般の患者さんは「とりあえずこの痛みを治したい」「ちょっと軽くしてほしい」という対症的な人が多いそうだが、根本的に治るには方向性が必要だという。「慢性的な痛みは、結局は自分に原因があります。姿勢だったり、身体の使い方だったり、ストレスだったりいろいろですが、それを本人が認識して改善しようとしない限り、繰り返すか、治らないか

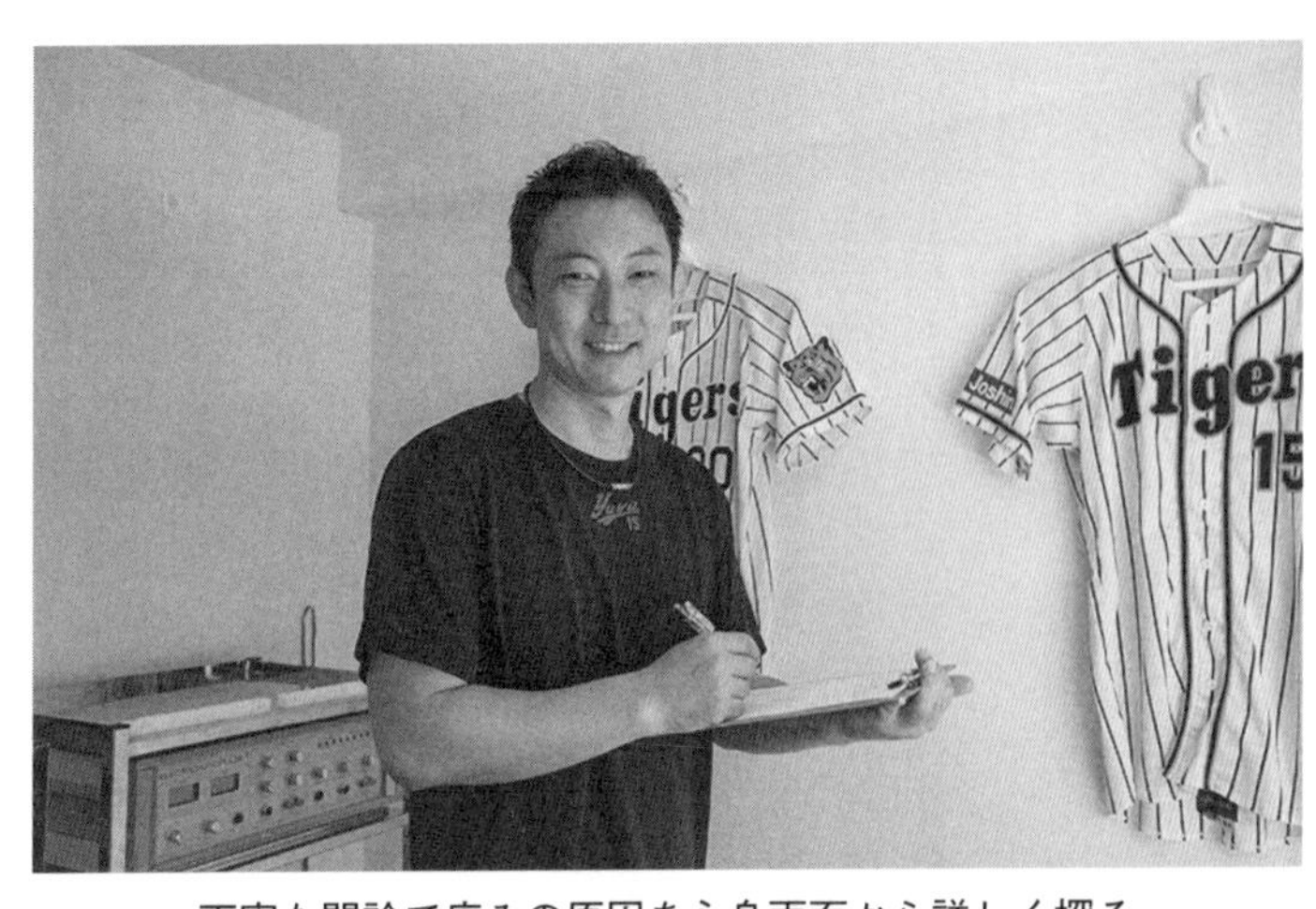

丁寧な問診で痛みの原因を心身両面から詳しく探る

です。だからこそ、自分で治していくという意欲と、方向づけが大事なんです。そこを気づかせてあげるのが、僕ら治療家で一番大事なところだと思っています」

慢性的な痛みを引き起こす問題で、一番厄介なのは、精神的なストレスだそう。

「一番大きなストレスを60～70パーセント一気に減らさないと、効果が現れないし、感じ取れないです。人付き合い、家族の関係性、職場、仕事の内容や量などストレス要因がたくさんある中で、その人とって一番の問題を一気に減らせば楽になります。それなしに痛みだけ治療しても、根治は無理です。治療しても治る人と治らない人が出てくるのは、そういう理由でもあります」

慢性腰痛から解放されたい人は、日頃何か大きなストレスがかかっていないか、自分に問い直すことも大切だ。湯山院長によると、ストレスを上手に受けてダメージを最小限にするには、腹式呼吸と軽い運動がいいそう。そのためのセルフトレーニング指導も行っている。

「呼吸は大事です。ストレスを受けている人は身体の緊張が強く、呼吸が荒い。お腹を膨らませてゆっくり呼吸すると楽になります。もう一つ、軽く身体を動かすのもいいです。動物はストレスを受けると、戦うか、逃げるかの反応をしますが、それは人間も同じなんです」

湯山院長に、慢性腰痛に悩んでいる人にアドバイスをお願いした。

「諦めないでほしいですね。痛みの原因となる問題を改善すれば、必ず治ります。何か治療を受けて、身体が少しでも楽になれば、希望が湧き、将来的にもっとよくなります。人間の身体には修復する能力があるので、自分の身体はすごいんだ、治るんだと希望を持ってください」

湯山院長は希望に応じて遠隔治療にも対応する。また、手技を学んだ塾生が各地にいて、遠方で通いづらい人にはお近くの治療家を紹介できるそうなので、興味ある人は尋ねてみるとよさそうだ。

（取材・文／重松）

神ワザ治療院の連絡先

（掲載順）

院名	所在地	電話番号
青木鍼灸接骨院	愛知県岡崎市羽根町鰻池 248-1	0564-89-0784
あん整骨院	埼玉県さいたま市北区宮原町 3-559　清水駅前ビル 1F	048-782-8768
湘南ウィズ接骨院	神奈川県藤沢市善行 7-4-1 齋ビル 201	0466-54-7087
てあつい整体院 たかす院	広島県広島市西区庚午北 2-21-3	082-275-0099
小川カイロ＆ヘルスケアジム	大阪府堺市北区中百舌鳥町 4-571	072-254-4154
湘南にのみや美海整体院	神奈川県中郡二宮町山西 915	0463-71-3032
トロイカ整骨院 和泉中央店	大阪府和泉市のぞみ野 3-1-32	0725-30-1529
西村バランス治療院	東京都江東区東陽 5-15-4 -1F-B　エコーウィル東陽	03-6458-4563
府中北口ふじい整骨院＆整体院リライト	東京都府中市寿町 1-3-26 新第 1 福井ビル 1 階	042-314-6430
BAMBS 真術整骨院 真龍鍼灸院	千葉県松戸市東松戸 3-7-11	047-712-1677
桜ヶ丘整体院	東京都多摩市関戸 4-23-1 関戸ビル 6F	042-373-8678
まる整体院	福岡県久留米市国分町 1401-7	0942-21-7539
新宿西口鍼灸整体院	東京都新宿区西新宿 7-9-15 ダイカンプラザビズネス清田ビル 505	0120-070-600
ル・フェール整骨院	愛知県名古屋市千種区春岡 1-2-13　ラポール池下 501 号	052-761-6794
整体院ワイアスリートケア	神奈川県横浜市中区長者町 2-5-18　ピアセントラルビル 503 号室	080-7419-1008

著者プロフィール

文芸社治療院特別取材班

重松 美奈子（しげまつ みなこ）／ライター。群馬県出身。東京外国語大学卒業。得意分野は音楽（コントラバス、バイオリン奏者）をはじめ、アート、着付け、茶道、書評など。

萩原 忠久（はぎわら ただひさ）／ライター。栃木県出身。法政大学卒業。経済専門誌出版社などを経て独立。ビジネス、医療から自叙伝まで幅広く執筆。

松岡 理恵（まつおか りえ）／ライター兼編集者。編集制作プロダクション、出版社などを経て独立。一般誌、書籍、ならびに広告タイアップなどの編集・取材・原稿作成を担当。

長引く腰痛を改善に導く神ワザ治療院15選

神ワザシリーズ

2024年5月15日　初版第1刷発行

著　者　文芸社治療院特別取材班
発行者　瓜谷 綱延
発行所　株式会社文芸社
〒160-0022　東京都新宿区新宿1－10－1
電話　03-5369-3060（代表）
03-5369-2299（販売）

印刷所　図書印刷株式会社

ISBN978-4-286-25247-6